心理健康教育与学生发展探究

刘衍燠　张　萌　蔡榕桦　著

中国民族文化出版社
北　京

图书在版编目（CIP）数据

心理健康教育与学生发展探究 / 刘衍燠，张萌，蔡榕桦著 . -- 北京：中国民族文化出版社有限公司，2024.6（2025.6重印）
ISBN 978-7-5122-1907-6

Ⅰ. ①心… Ⅱ. ①刘… ②张… ③蔡… Ⅲ. ①心理健康－健康教育 Ⅳ. ① R395.6

中国国家版本馆 CIP 数据核字（2024）第 101877 号

心理健康教育与学生发展探究
XINLI JIANKANG JIAOYU YU XUESHENG FAZHAN TANJIU

作　　者	刘衍燠　张萌　蔡榕桦
责任编辑	张　宇
责任校对	李文学
出版者	中国民族文化出版社　地址　北京市东城区和平里北街 14 号
	邮编：100013　联系电话：010-84250639　64211754（传真）
印　　刷	三河市同力彩印有限公司
开　　本	787mm×1092mm　1/16
印　　张	12.5
字　　数	218 千
版　　次	2024 年 6 月第 1 版
印　　次	2025 年 6 月第 2 次印刷
标准书号	ISBN 978-7-5122-1907-6
定　　价	75.00 元

版权所有　侵权必究

作者简介

刘衍燠，女，汉族，1994年5月出生，中共党员，吉林通化人。现就读于吉林大学哲学社会学院，攻读社会心理学博士，就职于通化师范学院，讲师。发表省级学术期刊2篇；主持吉林省教育厅项目1项，参与5项；主持通化师范学院校级项目4项，参与6项；指导国家级、省级大学生创新创业项目2项；指导学生获师范生教学技能大赛国家级三等奖1项、省级特等奖1项；指导学生获吉林省师范院校师范生优秀教科研成果省级一等奖1项、省级三等奖1项。

张萌，女，汉族，1981年11月出生，中共党员，北京人。毕业于内蒙古师范大学发展与教育心理学专业，硕士研究生学历。现就职于北京市海淀区职工大学（中关村学院），任职业教育资源管理中心副主任，负责学院创新教育实践基地的运营与管理，并从事心理学与教育学相关课程的教学工作与实践研究。先后在SCIE发表科研学术论文1篇，在教育类核心刊物上发表教学教研论文2篇，主持完成校级课题2项，主持完成中国成人教育协会课题"中关村科学城成人高校创新创业课程体系构建研究"1项，参加省部级课题"数字时代社区学院能力建设研究——基于提升居民数字素养的创新实践"1项，参编著作《创新创业路径揭秘》1部。

蔡榕桦，女，汉族，1986年4月出生，中共党员，广东揭西人。毕业于广州大学教育管理（心理方向）专业，硕士研究生学历。现就职于广州市香江中学，任专职心理教师，中学一级教师，国家三级心理咨询师，生涯规划师，增城区第四批骨干教师。曾获广州市生涯规划教育优秀成果二等奖，2022年心理教师技能大赛增城区一等奖、广州市二等奖，第三届青年教师大赛广州二等奖等。主持广州市心理健康教育"十四五"规划（重点课题）《以生涯规划为导向的高中心理主题班会的实践研究》，增城区"十三五"教学科学规划课题《乡镇高中生涯教育课程体系构建探索与实践研究——以广州市增城区为例》，参与市区级课题共5项。论文《以志愿服务促进学生自我发展及生涯教育内化的实践探索》获第八届"健康杯"心理教育优秀成果广东省一等奖。

前　言

随着社会的不断发展和变迁，人们对于学生的要求也在不断提高，不再仅仅局限于学科知识的传递，而更加注重学生的综合素养和心理健康。心理健康教育作为教育体系中不可或缺的部分，越来越受到教育界和社会的重视。当今社会，学生所面临的挑战不仅仅是学业上的压力，还包括人际关系、自我认知、情感管理等方面的复杂问题，这些问题的出现使我们重新审视并强调心理健康教育的重要性。一个心理健康的学生才有可能更好地适应社会、积极地面对困难、全面地发展自己。因此，深入探究心理健康教育与学生健康发展之间的联系显得尤为紧迫。

鉴于此，本书以"心理健康教育与学生健康发展探究"为主题，首先探讨心理健康教育及其内容构建，包括心理健康教育概论、心理健康教育的内容体系、心理健康教育及其多元疗法；其次探究学生发展及其实践；最后研究心理健康教育与学生发展的融合。

本书有两个方面的特点：第一，内容全面。对于心理健康教育与学生发展的探究，涉及学生自身、家庭、环境等多个方面，使其通过学习心理健康知识，认识自身心理活动与个性品质，了解心理学的理论，掌握心理调适的方法，树立心理健康意识。第二，实践性强。以讲解理论知识为基础，以实践应用为导向，使学生能清醒地认识自我、把握自我、改善自我，增强心理感受，优化心理素质，塑造完美人格。

衷心感谢所有为本书提供支持、建议和帮助的人员，他们的付出和贡献让本书得以顺利完成。此外，对本书的局限性和不足之处表示诚挚的歉意，希望读者能够提供宝贵的意见和建议，以帮助我们改进和完善。

目 录

第一篇 心理健康教育及内容构建

第一章 心理健康教育概论 …………………………………… 3
第一节 学生的心理发展与教育 …………………………… 3
第二节 健康与心理健康的认知 …………………………… 4
第三节 学生心理健康的影响因素 ………………………… 9

第二章 心理健康教育的内容体系 …………………………… 13
第一节 自我意识与学习心理教育 ………………………… 13
第二节 学生常见压力与挫折教育 ………………………… 25
第三节 情绪管理与人格健康教育 ………………………… 36

第三章 心理健康教育及其多元疗法 ………………………… 47
第一节 心理健康教育的精神分析疗法 …………………… 47
第二节 心理健康教育的以人为中心疗法 ………………… 51
第三节 心理健康教育的行为疗法 ………………………… 55
第四节 心理健康教育的后现代疗法 ……………………… 60

第二篇 学生发展及其实践探究

第四章 学生发展及其规划 …………………………………… 69
第一节 学生发展的特征与背景 …………………………… 69
第二节 学生发展的维度与向度 …………………………… 72
第三节 学生发展的规划与目标 …………………………… 89

第五章 学生核心素养及其发展 … 94
第一节 核心素养的内涵与理论研究 … 94
第二节 学科核心素养的内容与形成机制 … 104
第三节 培养学生学科核心素养与立德树人 … 112
第四节 以学生为主体的发展模式与机制 … 116

第三篇 心理健康教育与学生发展的融合研究

第六章 学校心理健康教育课程及其设计 … 121
第一节 学校心理健康教育课程概述 … 121
第二节 学校心理健康教育课程设计原则与流程 … 122
第三节 学校心理健康教育课程设计形式与实施 … 127

第七章 学生职业生涯规划教育 … 134
第一节 学生职业生涯发展规划 … 134
第二节 学生职业素养教育 … 136
第三节 学生职业能力教育 … 138
第四节 学生择业心理偏差及调试 … 141

第八章 积极心理学视角下的心理健康教育 … 143
第一节 积极心理学的主要内容与特征 … 143
第二节 积极心理学对心理健康教育的影响 … 148
第三节 积极心理学视角下的心理健康教育模式 … 153
第四节 积极心理学视角下的心理健康教育策略 … 155

第九章 心理健康教育活动与学生发展的融合实践 … 158
第一节 教育教学活动中心理健康教育的渗透 … 158
第二节 心理健康教育家校合作模式及实践 … 167
第三节 心理健康教育心理游戏的创新实践 … 173
第四节 学校个别心理咨询与团体心理辅导 … 176

参考文献 … 185

第一篇　心理健康教育及内容构建

第一章 心理健康教育概论

第一节 学生的心理发展与教育

学生的心理发展与教育是教育领域中一个备受关注的重要议题。随着社会的不断发展和变革，人们对学生的心理健康和发展的关注程度逐渐增加，这不仅涉及个体学生的成长，也直接关系到整个社会的未来。学生的心理发展与教育是一个综合性的主题，包括多个层面的因素，如认知、情感、社会性等。通过深入研究学生心理发展与教育的相关问题，我们能够更好地理解学生的需求，为其提供更为有效和有针对性的教育服务。

第一，学生的认知发展在心理学研究中占据着重要地位。认知发展涵盖了学生在思维、记忆、语言等方面的成长和进步。在这个过程中，教育起着至关重要的作用。教育者不仅需要了解学生的认知水平和发展阶段，还需要采用适当的教学方法和策略，以促进学生的认知成长。例如，针对不同年龄段的学生，教育者可采用具体、形象的教学材料和活动，以更好地激发他们的兴趣和主动性，促使他们在认知层面有更为全面和深入的发展。

第二，学生的情感发展也是心理发展与教育中不可忽视的一部分。情感因素直接影响学生的学习态度、情绪体验和人际关系。在教育实践中，教育者需要关注学生的情感需求，创造积极的学习氛围，帮助学生建立自信、培养情绪管理能力。此外，教育者还应该关注学生可能面临的压力和挑战，提供情感支持和引导，促使学生更好地适应学校和社会环境。通过积极关注学生的情感发展，教育者能够更好地激发学生学习的兴趣和动力，培养其积极向上的情感态度。

第三，社会性因素在学生的心理发展中发挥着重要作用。学生在学校中不仅仅是个体存在，还是社会群体的一员。在与同学、老师以及其他教育参与者的互动中,学生的社会性得到了锻炼和发展。教育者在教学设计时,需要考虑到学生的社交需求,鼓励学生参与合作性的学习活动,培养他们的团队协作能力。此外,建立积极健康的师生关系是促进学生社会性发展的关键。通过良好的师生关系,学生能够更加自信地表达自己的想法,建立起对学校环境的信任感,从而更好地融入学校、社会。

第四,教育者在关注学生心理发展的同时,也需要注重个体差异的存在。每个学生都是独特的,其心理发展具有个体差异性。因此,在教学中,应该灵活运用不同的教育策略,充分考虑到学生的兴趣、学科特长以及潜在的学习困难。通过个性化的教学方式,更好地满足学生的学习需求,促使其在心理发展中取得更好的成就。

第五,学生心理发展与教育的研究和实践需要多学科的综合观点。心理学、教育学、社会学等学科的知识相互交融,共同揭示学生心理发展的复杂性和多样性。跨学科的研究有助于深入理解学生心理发展的机制和影响因素,为制定更为科学和有效的教育政策和实践提供了理论支持。

综上所述,学生的心理发展与教育是一个综合性、复杂性的主题,涉及认知、情感、社会性等多个方面。通过深入研究学生的心理发展,教育者能够更好地理解学生的需求,采取有针对性的教育措施,促进其全面发展。这不仅有助于个体学生的成长,也为社会的可持续发展提供了有力支持。

第二节 健康与心理健康的认知

一、健康的认知

健康是人类生存和发展的基本要素,是人类永恒的话题。人们对健康的认识随着社会的不断进步而发生着改变,越来越趋于全面。早期的健康被定义为:人体各器官系统发育良好、功能正常、体质强壮、精力充沛,并具有良好劳动效能的状态。通常用人体测量、体格检验和各种生理指标来衡量。但是随着科学文化的发展,人们在满足物质生活的同时,开始对精神生活提出了越来越高的要求。人们开始意识到很多生理疾病的产生都离不开心理因素,心理健康问题成为社会的一种普遍现象,"亚健康""灰色状态"等健康问题开始出现。

健康是体格上、精神上、社会上的完全安逸状态，而不只是没有疾病、身体不适或不衰弱，换言之，"健康的人要有强壮的体魄、乐观向上的精神状态，良好的心理素质，并能与其所处的社会及自然环境保持协调的关系"[①]。心理和生理健康密切相关，两者相辅相成促进健康的发展，其中任何一方出现问题都会对另一方产生干扰，从而影响整体的健康状况。心理上如果感受到压抑和焦虑，就容易影响生理健康；生理上如果出现问题则会对心理有负面影响，因而二者是统一整体。

二、心理健康的认知

"心理健康是指生活在一定的社会环境中的个体，在高级神经功能正常的情况下，智力正常、情绪稳定、行为适度，具有协调关系和适应环境的能力及特性"[②]。

（一）心理健康的标准

"身体健康"是最常见的祝福语，反映了健康是每个人的愿望。对于健康的定义，传统观念认为健康就是身体没有疾病。因此，人们重视身体的锻炼与保养，而往往忽略了心理的保健。然而，随着科学文化的进步和社会的不断发展，人们对健康的理解更加深入。心理健康不仅是无精神疾病，更可视为一种幸福状态。在这种状态中，每个人认识到自己的潜力，可以应对正常的生活压力，有效地从事工作，并能够对社会作出贡献。从广义上而言，心理健康是指个体具有一种持续、高效而满意的心理状态，在这种状态下，生命具有活力，潜能得到开发，价值得以实现。从狭义上而言，心理健康是个体具有稳定的情绪、适度的行为，具有协调关系和适应环境的能力。关于心理健康的标准，可从以下方面理解：

第一，心理健康标准包括：身体、智力、情绪十分调和，能适应环境，人际关系和谐，有幸福感，在工作中能充分发挥自己的能力，形成有效率的生活。

第二，心理健康的判断依据包括：所具有的安全感能满足自身所需；能

[①] 郭鹏. 大学生的心理健康教育（第2版）[M]. 徐州：中国矿业大学出版社，2015：2.

[②] 李国毅. 大学生心理健康教育[M]. 北京：国家行政学院出版社，2019：2.

充分理解并客观地自身评价；能凡事从实际出发，制订计划向理想目标前进；能保持良好的社交关系；能在生活和外部影响下保持自身人格；能从周遭环境和自身经历中不断学习；能在不同情况下维持一定范围内的情绪稳定；能在环境框架下合理展露自身个性；能在所处环境规范个人行为的前提下满足自身需求。

第三，关于心理健康的指标，主要包括以下方面（表1-1）：

表1-1 心理健康指标

主要方面	具体内容
关于自我方面	能够了解自我并满足自我需求。对自我价值有客观实际的评估，并有能力体现自身价值是心理健康的重要表现。心理健康的人能够对自身的性格、情绪有客观认识，并对自身能力有准确评价，从而对自身提出合理的期望值，设立能够达到的目标，在迈向理想的道路上制订合理的计划，而不是脱离实际；此外，要能够在自身基础条件下发掘潜力，完成更高的追求。不论前行道路上走得如何都能够坦然接受
人际交往方面	能够与周遭的人和事物有良好的互动。在接受自我的基础上，能否接受他人是心理健康与否的重要衡量标准，完成自我肯定的同时也要能够完成对他人价值的肯定，能理解和接受他人，在与他人交往时能够保持和谐的关系，能融入集体中享受群体的欢乐，也能在独处时享受自己的时间。不论是与他人交往还是在集体中，多以正向的态度面对他人，较少出现负面情绪，能够更好地融入集体，获取安全感和适应度
生活与工作方面	生活和工作是人们生命中的重要组成部分，在生活中保持积极向上的状态，享受生活中的美好与欢乐是热爱生活的表现；在工作中以达到目标作为准则，并从中获取满足感是热爱工作的表现。对工作和生活的热爱能使人从中获取智慧和能力，并在今后的生活和工作中更好地解决问题，提高生活幸福感，提升工作有效性
对现实发生问题如何看待的方面	现实并不总是顺利，因此遇到与预期不符的现实状况时要正确看待。首先面对现实；其次再接受现实，适应后采取有效的措施对其进行改造，以使其能够合理存在。心理健康使人在面对现实时能够保持客观的态度；接触现实时，能在客观实际的基础上设置理想，并妥善地处理在追逐理想过程中遇到的挑战
对情绪的控制和心态保持的方面	控制情绪并非指没有负面情绪，而是在负面情绪出现时能够尽快地走出阴霾，重新拾回快乐和满足。保持心态体现在面对喜乐哀伤时能让自身的心态在一定范围内进行情绪表达，乐享时不忘乎所以，哀伤时不沉溺其中。社交时能够保持平和的心态面对他人，尊重每个与之交往的人，并在一定的社交框架和规则中寻求自身利益的满足
完整和谐人格方面	人格结构由性格、气质、兴趣、信念等多个方面组成，这些人格结构的协调一致性是心理健康的表现。心理健康的人在各方面和谐共生。此外，思考问题也会考虑多方面因素，不偏激，灵活应对人际关系，既不固化交往方式，也不偏激应对，能与他人产生较为适中、合理的交往，也能顺利地融入集体

续表

主要方面	具体内容
拥有正常的智力水平方面	智力水平决定了工作生活以及学习能否顺利进行，也是衡量心理健康的要素之一
年龄与心理成熟度是否相符方面	根据不同年龄，人在不同阶段会出现不同的心理行为，绝大部分人在同一个年龄阶段都有相似的表现，如果心理行为特征与实际年龄大致相符，则无须担心心理健康程度

以上列举了不同方面的心理健康的评判标准和尺度，个体可用此标准衡量自己的心理健康水平。

（二）心理健康的意义

心理健康有着重大的意义，主要表现在以下方面：

第一，心理健康是健康的动力和保证。人体的健康是生理健康和心理健康的统一。生理健康是健康的基础，而心理健康则是健康的动力和保证。

第二，心理健康才能更好地适应社会。社会的环境是复杂多变的，心理不健康的人，在面对纷繁复杂的社会环境时会表现得不冷静。而心理健康的人则能对现实保持清醒的认识，有高于现实的理想，但又不沉浸在幻想中，对生活中的各种问题、困难都能够积极面对，并努力地去处理而不是回避困难，从而更适应整个社会的变化。

第三，心理健康才能更好地学习和工作。心理健康的人能在学习和工作中得到满足感，并且能在学习和工作中将自己的聪明才智发挥出来，对于他们而言，学习和工作不再是负担，而是一种乐趣。

（三）心理健康的教育

人的心理是非常复杂和奇妙的，很多学生对人的心理现象充满了好奇，因而对心理学也充满了好奇。实质上，心理学是一门研究人的心理现象和行为规律的科学，心理学与人们的生活密切相关。积极心理学是心理学新的生长点，又被誉为一门研究快乐和幸福的科学。积极心理学倡导用积极的心态对人的许多心理现象，包括对心理问题作出新的解读，用一种欣赏性的眼光去看待人类的潜能、动机和能力，从而激发个体自身所固有的某些实际的或潜在的积极品质和积极力量，并利用这些积极力量和优秀品质来帮助有问题的人、普通人或者具有一定天赋的人最大限度地挖掘自己的潜力，并获得良好生活。

随着经济快速发展，人们的生活节奏日益加快，竞争越来越激烈，人际关系越来越复杂，工业化、现代化、社会化、一体化的程度在不断提高，科学技术的飞速进步迫使人们不断地进行知识更新。作为社会人口的重要组成部分，生活和学习在学校里的学生们需要面对许多引发心理问题的情况，例如，对新生活、新环境的适应，对专业的选择和学习的适应，理想与现实的差异，宿舍、同学、师生等人际关系的处理，恋爱、就业等问题。

如何使学生以积极的、正常的心理状态去适应环境，增进身心健康，预防心理和精神疾病的发生，使学生能更好地发展自身的潜力，发挥自身的实力，开创美好的人生是目前需要解决的重要课题。因此，学生心理健康教育就成了时代发展迫切的需要和学生成长的重要保障。

在学生心理健康教育中，教师应该多与学生探讨诸如幸福奥秘的内容、怎样保持生命的最佳状态、怎样拥有积极向上的精神、充满乐观的希望和散发着春天活力的阳光心态等这类促进学生思考和培养积极生活态度的问题。积极心理健康的核心理念是心理健康，不仅要关注人的各种心理问题或心理疾病，还要更多地关注人的积极品质或积极力量。例如，要开展心理健康知识竞赛、心理健康文创作品征集大赛、心理成长故事大赛、心理电影赏析等活动，有效地提高学生对于心理健康的重视。

学生心理健康教育的目的在于将积极心理学与传统的学生心理健康教育有机结合，让学生们懂得利用积极心理学原理来反省、思考、实践，从而对其心理的健康发展有更大的帮助，能更好地挖掘潜能，发展技巧，以更好地工作、学习和生活。

总而言之，心理健康在人们的生活、学习和工作中都有重要的作用，它能让人们全面、健康地发展，使人与人之间的关系更为和谐。随着社会的发展和进步，心理健康的重要性越来越凸显，健康的心理也是一个人快乐和成功的保证，是社会稳定的条件。

第三节 学生心理健康的影响因素

学生心理健康问题是在各种内外因素的共同作用下长期累积的结果，因此，我们有必要全面探讨在学生成长过程中，特别是早期，影响其心理健康的各种因素。

一、影响学生心理健康的自身因素

同样的生活事件对于不同的学生个体而言有不同的认识和态度，且有不同的意义和结果，因此对学生心理健康的影响程度是不同的。在学生的心理特点中，最为重要的就是个性特点，那些性格开朗、乐观、自信、果断、坚强、独立的学生，在面对各种得失、面对各种冲突与选择、面对各种困难与挫折时，他们能理性地对待，会有正确的态度和认识，而且会努力去克服困难，就会减少或消除这些应激源对其自身心理健康的不良影响。反之，那些悲观、焦虑、依赖的学生在面对困难与挫折时，会出现不正确的态度与认识，会感到不知所措，会感到心灰意冷。

二、影响学生心理健康的家庭因素

个体的早期经验对其一生的心理健康具有重要的影响，而个体早期的生活环境主要是家庭。"家庭是每个人成长的第一环境，父母是孩子的第一任老师"[1]。家庭的结构和生活氛围、父母的教养方式等均对子女心理发展和心理健康具有重要影响。

（一）家庭结构和生活氛围影响

家庭的结构对学生的心理健康有较大的影响，完整的家庭对子女的心理发展有良好的影响。父母对子女的带有差异性的教育是一种天然的和谐，是一种相互取长补短的巧妙配合。而不完整家庭则对子女的心理健康具有负面的影响。所谓不完整家庭是双亲的一方或双方离世、离婚等家庭。在这样的

---

[1] 张冬梅，谷丹. 大学生心理健康教育[M]. 北京：北京邮电大学出版社，2018：11.

家庭中，由于缺少父爱或母爱，而且父爱母爱对子女的作用不相同，两者不能互相代替，因此易使个体心理发展，特别是个性、情绪上出现缺陷或障碍，如孤僻、冷漠、焦虑、忧郁、退缩等。

家庭中的生活氛围也对学生的心理健康有直接的影响，孩子在家中生活，时刻感受和体验着家庭的生活氛围。如果家庭各成员之间互相尊重、互相爱护、坦诚、谅解、和气和忍让，家庭中会形成一种和谐、温暖的人际关系和积极向上、轻松、欢乐的生活氛围，这非常有利于个体情绪稳定和良好性格的形成，有利于其心理健康。反之，如果家庭成员之间经常有矛盾，则会导致个体焦虑不安和缺乏安全感，不利于其心理健康。

（二）父母对子女的教养方式影响

一般而言，父母对子女的教养方式主要有三种：民主式、专制式和溺爱式。在专制式的教养方式下，子女的意见和愿望得不到表达，他们很少得到尊重和温暖，其行为常常会受到斥责和禁止，容易形成畏惧、缺乏安全感、缺乏自信等性格，会严重抑制其心理的发展，影响他们对社会的适应性。在溺爱式的教养方式下，子女受到过度的保护，得不到应有的锻炼，不能承担应有的责任，同时，无原则地迁就，让子女成为家庭的主宰会使他们容易变得任性、自私，并且自理能力差，缺乏应变能力和正确的自我观念，不易适应社会和学校的人际关系。在民主式的教养方式下，子女既得到尊重和保护，又能受到良好的教育。家长对子女起到指导性的作用，既满足他们的正当需要，又对其不正当的要求和言行给予及时说服教育和帮助。在这种方式下，子女懂得关心人、尊重人、同情人，形成积极乐观和开朗的性格，能较好地适应社会和学校生活。

综上所述，民主式的教养方式有利于子女的心理健康，而专制式和溺爱式的教养方式则不利于学生的心理健康。

三、影响学生心理健康的学校因素

在学生的成长过程中，学校教育对其心理发展和心理健康的影响占有重要地位。从学校教育的指导思想、组织形式和教学内容、方法到教师的态度、管理方式及对学生的期待，以及学习压力、人际关系压力和校风等，都会对学生的心理健康造成影响，主要有以下因素：

第一,教师的管理方式、期待的影响。与家庭的教养方式类似,教师的管理方式可分为民主式、专制式和放任式。显然,民主式的管理方式最有利于学生的心理健康,而专制式、放任式的管理方式均不利于学生的心理健康。教师对学生的态度和期待也会对其心理健康产生效应。如果教师对学生有良好的、积极的期待,即使不用言语明确表达出来,学生也会不知不觉地感受到这些信息,并朝着教师所期待的方向健康发展。

第二,学习压力的影响。适当的压力会使学生产生适中程度的紧张,易于集中注意力,调动积极性,有利于学习。但是过重的压力会造成学生的焦虑不安等,如果长期处于这样的状态,就会导致心理问题的出现。

第三,学校中人际关系的影响。学校中的人际关系是影响学生心理健康的重要因素,这是因为任何人都不能离开他人而生活,人有归属感和交往的需要。人际关系良好与否会直接影响学生的心理健康,人际关系本身就是心理是否健康的重要标志之一。一个有良好的师生关系和同学关系,在班集体中得到肯定、尊重、温暖、平等对待的学生,会产生安全感,这必然有利于其心理的健康发展。此外,校风、学校的管理制度、教育方法与奖惩措施等都会影响学生的心理健康。

四、影响学生心理健康的社会因素

人总是生活在一定的社会环境之中,社会文化背景、社区环境、社会风气、风俗习惯及重大的社会事件等,都会对学生的心理健康产生影响。近年来,我们在社会经济、文化和科技等领域取得了快速的进步,人们的生活得到了一定的改善,但是同时也加剧了竞争,加快了人们的生活节奏,因而导致人类的心理疾病的发生率呈不断上升的趋势。

(一)学生就业问题的影响

职业是人生命中的重要组成部分,它决定着一个人的收入、生活水平、社会地位、个人的价值和生活的满足与否。而一个人在事业上的成功与否,关键在于他是否能在所选择的工作中发展自我和实现自我价值,享受他所选定的生活方式。因此,对于学生而言,就业问题非常重要。许多学生没有转变自己的择业观念和降低职业期待,对自己的个性、能力、兴趣等缺乏正确的了解,也缺乏求职的经验和面试技巧等,更加大了就业过程中的困难和挫折。

(二)网络方面问题的影响

互联网跟其他科学技术一样,它既有助于学生开阔视野,也给他们带来了机遇,但与此同时也给学生造成了许多不容忽视的消极影响,特别是在心理健康方面。

第一,互联网对学生的人际交往有重大影响。网络中的人际交往不是面对面的直接交往,而是符号化的间接交往。在网络交流过程中,学生们会感到更轻松、更自在。在虚拟化的社交环境中,学生们不用担心、掩饰自己的不足,可通过网络塑造自己的新形象,展现自我,满足现实中许多不可能满足的愿望。但是这种交往方式在物理空间上隔绝和孤立了交流主体,缺乏现实交往所固有的丰富的人情表达和密切的人伦关系,导致人际关系数字化、非伦理化、非人性化,使得人际交往能力下降。导致一些学生一旦离开网络,置身于现实社会中,面对现实中的人际交往时就会出现人际交往的障碍。

第二,网络也会给学生的人格发展带来影响。网络上所承载和传播的信息良莠不分,这既为学生带来了新的观念和信息,有利于学生形成开放的心态,也给世界观、人生观和价值观正在形成中的学生带来较大的影响,使学生对本民族文化传统和价值观的认同、信任和自豪感受到影响。

第二章 心理健康教育的内容体系

第一节 自我意识与学习心理教育

一、自我意识的教育

（一）自我意识的形成因素

自我意识是人类特有的，并非与生俱来，是个体后天在社会环境中与他人互动而慢慢形成的。通常而言，学生主要通过以下四个方面形成对自己的认识：

第一，他人的反馈。一般而言，别人能够对自己的能力、性格等给出较为清晰的反馈，从他人的评价中，人们可加强对自身的了解。例如，当老师告诉学生要主动、勤奋时，学生就可从中知晓，自己的勤奋度和主动性不足，特别是当不止一个人都表达相同的看法时，这种看法就会被人们相信，认为自己就是这样的，因此，激励格外重要。

第二，反射性的评价。在实际生活中，与自己生活关系并不紧密的人有时无法给出明确的反馈，但人们仍然通对方的态度和反应了解自己。"镜中我"理论指出，自己感知自身和别人感知自己是一样的，镜子中的"我"和别人眼中的"我"都是感知的"象"。常常以别人的看法为依据看待自己的过程被称为反射性评价。

第三，自身行为的判断。自我知觉理论认为，当内部线索比较模糊或微弱的情况下，人们会根据外在行为推断自身，例如，学生参加学雷锋活动、植树等公益事业时，就会认为自身高尚。但是在大多数时候，人们了解自身的依据还是情绪、想法等内部线索，并且外部行为容易受到压力影响也更易伪装，因此，内部线索比外在行为对自我判断更准确。

第四，社会的比较。社会比较理论认为，由于人们非常渴望准确地认识自我，因此，在没有明确的标准时，常常会将他人作为比较的标准。学生时代是一个人一生中十分重要的发展阶段，学生时代的人生目标、生活态度、价值观念等都处在形成过程中，社会比较为学生认识、了解和发展自我提供了重要标尺，同时也是个体认识自我的重要途径。社会比较能够使自我得到优化，然而，自我比较也并非都是积极的，它分为上行、下行和平行三种比较，个体具有不同的目的和动机时，所采用的社会比较策略也不同。

（二）自我意识的类型划分

1. 知、情、意层面的自我意识

（1）学生"知"的自我意识。知是自我认知，自我认知是自身从主观方面出发对自身客观性的评价，具体涉及自我观察、自我分析、自我感觉、自我印象和自我评价。一个始终困扰着学生的问题是"我是一个怎样的人"，自我认知能将这个问题迎刃而解。很多学生对自己的要求较高，追求完美，设定的目标往往与现实的实际情况不匹配，因此，学生们对自身的某些方面不满意。

（2）学生"情"的自我意识。自我体验是学生以自我认识为前提，从主观出发对自身客观情况的情绪体验。自我体验由自我认知决定，同时自我体验又被自我认知加强，主要体现在"对自我现状是否满意""是否接纳自己"等。自我体验的具体内容包括责任感、荣誉感、优越感和羞耻感等。以往的学生教育并没有重视学生的自我体验。实际上，自我体验对个人的健康成长至关重要。不同的人对同一件事有不同看法和体验。通过体验的方式得到的自我体验往往都高于理性的方式获得的自我体验。

（3）学生"意"的自我意识。自我控制就是通过控制自身的思想、语言和行为实现自己既定的目标，如自我约束、自我管理和自我激励等，最终实现自我的人生规划。自我意识的最高层次就是自我控制，最主要的部分是"我要做什么，我要成为怎样的人，我要选择何种方法和途径去完成目标"，自制力是人控制自己的能力。心理学认为，人的自制力与大脑额叶部分的发展有很密切的关系，自制力由自我认知和自我体验决定，学生能够通过转变自我意识、选择合适的认知角度、积极发挥主观能动性和提升认知能力等方式使自己更加积极主动，实现自我欣赏。

自我意识的核心是自我控制。学生自我意识中的"知"和"行"的培养不是一朝一夕就能形成的，需要花费很长的时间。一些学生想法很多但行动却难以跟上，只有加强自我控制才能实现知行合一。

2. 心理、生理和社会自我意识

（1）心理自我是人们对自己的心理品质、性格特点和心理活动的认知、感受和预期，是对思维、记忆、智力、感知、气质、性格和爱好等内容的认知与体验。随着个体的成长和发展，自身的智力、情感、兴趣和能力也随之变化或提高，并逐渐能够适当地评价自己的心理自我和体验心理自我。同时，社会角色也会随着个体的成长和发展而产生，并逐渐合成主要内容，形成对社会的义务感、责任感并逐渐增长。

（2）生理自我是通过个体与其他人沟通交流的过程渐渐学习和形成的，个体通过生理自我将自己和别人区分。生理自我包括个体的身体和容貌、身高、体重等生理状态的认知和体验。生理自我是个体天生的，人生下来生理自我就被决定了，个体无法改变。随着个体的成长和发展，会对生理自我形成正确和清楚的认识，但是人生的不同阶段对生理自我的关注度不同。以青春期为例，很多学生更加关注生理自我，男同学往往更关注身高、体型或声音等，女同学往往更关注自己的身材、皮肤和相貌等，这是因为青春期的不确定性，使得学生通常更关注生理自我。

（3）社会自我是人们处理自己和外界客观事物之间关系的认知、感受和预期，具体有个体对自身所处的不同的客观环境和不同的社会关系中的角色、义务、权利、地位等的认知。心理自我、生理自我和社会自我具有紧密的联系，三者之间相互影响，又都涉及不同的自我控制、自我体验和自我认知。每个个体的这三者的比例和地位不同，导致个体间的自我意识有或大或小的差异，这就塑造了每个人对人、对事有不同的看法和感受。

（三）自我意识的主要功能

第一，自我意识决定个体行为的持续性与目标性。人是一种社会性动物，因此人的行为由很多社会因素决定，但人又具有独立的思想和性格，因此人的行为又与自我意识有着十分紧密的关系。在现实中，每个人的行为不仅与个体所在的情境有关，而且与自我认知和自我意识联系密切。有积极自我意识的学生学习的动机、投入和成绩都要优于消极自我意识的学生。个体如何看待和理解自己决定着个体的行为方式，例如，一些学生在遇到挫折的时候，就可能放松对自己的约束，放纵自己的行为。

第二，自我意识判定个体对经验的解释。不同的人可能会有相同的经历，并获得相同的经验，但每个人对经验的理解与解释却会出现巨大差异，这是因为解释经验的方式是由一个人的自我意识决定的。例如，认为自己学习能力很一般的学生，在取得很好的成绩后会认为是取得了巨大的进步，成就感和满足感都会很强烈；但如果是自认为学习十分优秀的学生，在面对同样的成绩时，可能只是觉得正常发挥甚至是失败，他的挫折感就会很强烈。因此，当个体具有消极的自我意识时，任何一种经验都可能造成消极的自我评价；而当个体具有积极的自我意识时，任何一种经验就都有可能充满着积极的意义。

第三，自我意识影响个体期望水平。自我意识除了影响个体的行为方式、对经验的解释以外，还会在个体对未来的期待方面产生较大影响。这是因为，个体对自己的期望是在自我意识的基础上发展起来的，并与自我意识是相一致的，其后继的行为也取决于自我意识的性质。

（四）自我意识的基本特征

对学生而言，经历青年时期，通过分化、整合个体的自我意识会在成年时期逐渐形成。经验积累、对人对事的态度、外界的评价和个体在社会中的角色变化、责任承担、义务履行都会影响自我意识的形成。学生自我意识塑造和形成尤为重要。在青年时期，个体的生理和心理变化很大，例如，思维更加发散、更有想象力以及对外界更加敏感，因此，他们更加关注自己，关注自己的内心变化，渴望独立和张扬个性化发展。

一般而言，学生主要从三个方面关注自身：①生理发育。学生要有时间和精力来关注自身的身体发育情况、心理需求。②人际关系外延。学生在与他人交往过程中，会与其他人比较，开始关注自己的修养品质和天分能力。③随着自我认知的发展，学生更关注自己做事情的动因和结果，思考自己的人生价值。

学生自我矛盾的加剧促进了自我统一的形成，学生自我认知的发展和明显的自我分化造成新矛盾出现，随着经历的事情越来越多，学生会在思想和行动上统一，最终化解矛盾。学生群体与其他同龄群体相比较，生活阅历和学习经历的特殊性使自我意识也具有独特性，具体有三个方面：

1. 自我意识在时间上的特征

时间上具有延缓偿付期，具体指部分学生在生理和心理上没有做好承担社会义务的准备，他们需要一段时间，外界必须要给他们一段时间。因此，心理延缓偿付期是指对成人承担义务的延缓，然而它又不仅仅是一种延缓。作为学生，利用这一段时间触及各种人生、思想、价值观，尝试着选择，经过多次尝试、反复循环，从而确定自身的人生观、价值观和职业理想，确立自我同一性，最终融入社会，进而适应社会。

一些学生缺乏独立性，生理上并未成熟，经济上依赖父母，未踏入社会的他们思想存在滞后性。按照年龄要求，学生应该具备独立和自立的能力，然而，学生主要在校园生活，导致他们在心理和思想上不具备承担社会责任和义务的能力，在时间上有延后性。时间上的延后使学生有更多时间思考人生、提升自身能力，并树立正确的人生观与价值观。

2. 自我意识在空间上的特征

空间上的特性主要表现为空间上的"自主性"。目前，学生学习环境的文化背景更加多元化，互联网为学生提供了更广阔的空间、更平等的学习权利和更自由灵活的学习方式。东方文明与西方文明的交融互鉴影响着学生自我意识的形成和发展。首先，学生的家庭背景、生活方式、接受的文化以及自我价值与追求均不相同。在生活和学习中，他们相互交流、相互学习、包容互鉴；他们在每次沟通中彼此影响，这有利于新自我的形成。其次，学校具有包容性，汇集了不同的文化。学生在多种文化体系中学习和生活，必然会受到不同文化的影响，甚至会与自身建立的价值体系发生矛盾。新入学的学生更为明显，他们从以前的文化环境进入崭新的文化环境中，通过提升思考能力和自制力重塑以前的价值观念和文化素养。

3. 自我意识发展的不平衡性特征

学生的生理和心理状态与社会对他们的要求并不匹配，主观自我与客观自我不统一，尤其是高年级学生更为突出，高年级学生的自主意识较强，然而在生活中，他们的自我意识往往受到影响。主观自我与他观自我不一致，生理和心理状态与社会需要存在滞后性，这些都影响着学生自我意识的形成。导致不平衡和滞后性的原因主要包括：首先，学生的人生观、价值观和世界观尚未形成，受外界的影响较大；其次，学生的自我意识尚在发展阶段，学生刚入学和毕业时对同一件事的看法和态度会有很大的差异，学生在学习、生活和社会磨炼中会形成自我概念；最后，在学校中，在新的环境中面对新的同学和集体，必然会出现不平衡和滞后性。

（五）自我意识的正确发展

自我意识的培养是引导主体在社会要求的指导下，对客体进行自我意识教育，是学生完善自身个性、思想、自身价值的重要途径，也是自我意识的最高表现。形成自我意识的基础是全面认识自我。能够正确、全面认识自我的人能准确、客观地评价自己，也能确立恰当的人生目标并为之努力奋斗。因此，学生应拓宽生活学习和交往的范围，积极参加各类校内活动和社会实践，从而找到多种参考系，并全方位、多角度地认识自我，做到不卑不亢、不骄不躁、不屈不挠，充分发挥自身优势和智慧，通过自己的努力实现人生价值。促进学生自我意识的发展，可以从以下方面着手：

1. 努力进行自我发展完善

自我完善指的是个体在认识、认可自我的基础上，主动自觉地规划目标、调节行为、改造个性，使自身全面发展，从而适应社会的要求。

（1）正确树立理想自我。树立正确的理想自我的基础是自我认识和认可，此外，要根据个人特点和社会需要来确立发展目标。学生要树立正确的人生观、价值观和世界观，通过积极地探索来理解人生，从个体与社会的联系中认识人生的意义，努力地完善自我。

（2）认真自我探究。只有认真地自我探究，才能获得自我统一。自我统一是"主体我"和"客体我"的统一，也是自我认识、体验和调控的统一。学生在追求自我统一的长期过程中，首先要正确分析理想自我，客观判断理想的可行性；其次还要将理想自我与现实自我对照；最后制订有针对性的计划，解决理想与现实之间的矛盾，从而获得自我统一。

2. 以积极的态度认可自我

学生的自尊心理来自以积极的态度认可自我，自卑心理则来自以消极的态度拒绝自我。自卑者通常都会片面地看待自身缺点并夸大缺点，甚至全盘否定自我的存在价值，这为形成正确的自我意识造成了巨大障碍。对自我的积极认可具体可以表现为以下方面：

（1）自我评价积极而准确。积极、准确的自我评价是自尊心产生的关键。任何人身上都同时存在优点和缺点，要充分发挥优点，对待缺点也不要灰心。

通常情况下，人的缺点分为两种：一种是习惯、性格等方面的，如缺乏毅力等，这是能改变的；另一种是生理、缺陷方面的，这是很难改变的。无论是可以改变的还是很难改变的，都要勇敢面对，特别是如果存在一些生理上的缺陷，那么就更应该从内在入手，通过提高修养和学问来培养内在美。

（2）正确对待挫折和失败。在人的成长过程中，失败在所难免。学生是受过高等教育的群体，应该做到正确对待生活和学习中的挫折与失败，不断总结经验教训，快速走出困境，努力提升个人能力，通过奋斗实现人生理想。

二、学习心理的教育

（一）学习心理的结构与基本特性

"学习心理主要是指学习者在学习过程中产生的心理现象及其规律等"①。了解学生学习中的心理特征和心理问题，对于培养学生健康的学习心理，学习中做到事半功倍、提高学习水平和能力、成为学有专长的社会有用之才是非常有意义的。但是，目前仍有部分学生存在着学习目的不明确、动力不足、焦虑、迷茫等问题。学生应以学习为本，学习是学生的天职和主要任务，是学生生活的首要主题，学习活动也是学生的主要活动形式。学生在学校不仅能掌握知识、技术和发展智力，而且学习过程中能形成自己的人生观、价值观、道德品质和行为习惯，以适应社会的要求。学习是一种十分复杂的心理过程，它需要智力因素和各种非智力因素的积极参与。学生的心理健康状况和发展水平直接影响他们的学习过程和学习效果。培养良好的学习心理是学生心理健康教育的重要内容，它对于提高学生的学习质量和效率也具有特别重要的意义。

一般而言，学习是个体在生活过程中通过实践积累经验引起的行为或者心理的变化。广义的学习既包括人类的学习，也包括其他动物的学习；狭义的学习仅指人在社会实践过程中，在与他人交往中，运用语言这一中介，自觉、主动地掌握社会和个体经验的过程。学习是学生的主要任务。校园的学习是人类学习的一种特殊形式和特殊阶段，是在学校教师有目的、有计划、有组织的系统指导下，以掌握间接经验为主的智力实践活动的过程。

---

① 刘苍劲. 新时期大学生心理健康教育实效性研究 [M]. 北京：北京师范大学出版社，2017：84.

1. 学习心理的主要结构

学生正处于智力发展的高峰期，记忆力、观察力、逻辑思维能力与创造性都有很大的发展潜力，学生学习的好坏受很多条件和因素的影响和支配。

（1）学生的智力因素。智力因素主要包括一个人的注意力、观察力、记忆力、想象力和思维力。学习就是通过智力活动感知客观世界、积累经验、掌握知识、解决各种问题，从而认识客观世界发展变化的本质和规律。心理学家把智力因素中的注意力、观察力比作智力的门窗，通过它们，知识才能进入大脑的房间，才能在大脑中进行整理、储存并在一定条件下输出。智力的各个因素是保障学习活动顺利进行的必要条件。

（2）学生的非智力因素。非智力因素是指除智力因素以外的所有心理因素，包括情感、意志、需要、动机、理想、信念、世界观、人生观、价值观以及兴趣、气质和性格等。非智力因素对认识过程起着促进和调节作用，决定学习的价值取向、学习的动力、学习过程的调控和学习的效果。

对于一般的学生而言，学习的优秀与否主要是由非智力因素决定的。对学习若缺乏足够的兴趣，又没有刻苦钻研的精神，即使拥有再高的智力水平，也不会有好的学习效果。

2. 学习心理的基本特性

（1）自主性学习。自主性学习是指学生在学习过程中能够自我驱动、自我管理、自我调节和自我反思的学习方式，这种学习方式强调学生的主动性和自我责任感，鼓励他们根据自己的兴趣和需求来选择学习内容和学习方式。自主性学习的基本特性包括自我激励、自我监控、自我评估和自我调整。在这种学习模式下，学生不仅仅是知识的接受者，更是知识的探索者和创造者。他们能够根据自己的学习目标和进度，灵活调整学习计划，选择最适合自己的学习资源和方法。自主性学习有助于培养学生的批判性思维、问题解决能力和终身学习能力，是现代教育中非常重要的一种学习方式。

（2）综合性学习。综合性学习是指跨越不同学科领域，整合多种知识和技能的学习方式，它强调知识之间的联系和融合，鼓励学生从多角度、多维度来理解和解决问题。合性学习的基本特性包括跨学科性、整合性和应用性。在这种学习模式下，学生需要将不同学科的知识进行整合，形成更为全面和深入的理解。

（3）探索性与创新性学习。探索性与创新性学习是指在学习过程中，学生通过主动探索未知领域，提出新问题，寻找新答案，从而实现知识和技能的创新，这种学习方式强调好奇心、想象力和创造力的重要性，鼓励学生不断挑战现有的知识和观念，探索新的可能。

（二）学习心理中积极学习动机培养

学习动机即指向学习的动机，是满足学习需要的一种心理状态，学习动机具有激发指向、维持调节的功能，其包含了内部动机和外部动机两种，内部动机指对学习过程本身感兴趣，如对知识本身感兴趣；外部动机是指动机由外部因素引起，对获得内在的成果感到满足，如考试取得好成绩会获得奖学金和他人的表扬。外部动机不能转化为内部动机，真正推动和维持个人持续投入的是内部动机。

学习动机对学习起着较大的推动作用，控制着正确的学习方向。在学习中常会遇到困难和挫折，对专业没兴趣，对学校不满意，缺少学习动力，校园里高手如云等原因都会使人失去学习的动力和信心，学习动机会帮助寻找克服困难的途径，使得我们持续主动的学习，从而取得优异的成绩。不足的学习动机会降低克服困难的勇气和决心，但过高的学习动机会使得我们过于看重学习结果，制订目标的偏差，甚至成绩的微小波动都将成为引起情绪紧张，造成效率降低的原因。

1. 培养良好的学习兴趣

学习兴趣是一种渴望认识世界、获得科学文化知识的意识倾向，这种意识倾向通常与个体的情感体验结合。学习兴趣是学习动机中最现实、最活跃、带有强烈情感色彩的因素，它分为有趣、乐趣、志趣三个阶段。我们初次看到某个事物，被其外在的新奇现象吸引，产生时间短暂的直接兴趣，称为有趣；当再次看到该事物时，若对其依然充满兴趣，有趣逐步定向且形成乐趣，此时为兴趣发展的中级水平；当乐趣能够与个人理想和奋斗目标结合时，乐趣转化为持续时间较长的志趣，志趣为兴趣的高级阶段，能够推动个体积极自学，当我们将专业兴趣提升到志趣阶段后，会自主地全身心投入学习中。将专业渴求转化为志趣，快乐着学习，并从学习中寻找快乐，学习兴趣的调节就至关重要。

（1）兴趣需要培养。对专业知识而言，学好高等数学能帮助学生分析实验数据，学好英语有助于文化传播。鼓励自己，专业的积极暗示，了解和挖掘专业知识对自己的意义，在枯燥的专业知识理论中寻找与自己志趣相投的共同点，都是培养兴趣的有效方法。

（2）兴趣需要知识的积累与实践。兴趣是在知识的积累和实践中逐渐增长起来的。设法将每一堂课的内容都听懂，不懂的及时思考或提问，课后积极练习，尝试实践，从每一次努力开始，得到一次喜悦的回报，学习的兴趣就会增加一分，对专业的兴趣将逐渐增加。

（3）兴趣需要迁移。专业课老师身上能够吸引学生的地方，寻找老师讲课内容中与自己兴趣的联系，将自己感兴趣科目的愉悦心态转移到不喜欢的科目上，使自己在学习专业课时轻松愉快。

2. 巧用成就需要的策略

需要是一种激发我们寻求满足的紧张状态，而动机是内心需要的外在表现，因此，主动学习的基础是找到一种迫切的需要。著名的需求层次理论，将人的需要由低到高分为五个层次，分别为生理需求、安全需求、社交需求、尊重需求和自我实现需求，低层次需求满足后才能被高层次的需求所激励。校园生活已经基本满足了生理需求、安全需求，较为缺失的是归属和爱的需求，在此阶段需要正确认识自己，爱护和尊重自己，树立信心，将失败正确归因，保持积极乐观的心态和面对挫折的勇气。

人们通常不会满足于达到一种相对稳定的状态，随着研究的深入，成就需要逐渐发展为成就动机。成就动机是指个人在学习过程中，为了达到自己设定的高标准而形成的内在驱动力，它激励人们追求成功。学习动机则主要反映在成就动机上。个人的动机水平依赖于其对目的的评价及达到目的的可能性评估，基于积极和消极的两种情感的占优倾向，将成就动机分成了力求成功和避免失败两种动机趋向。

人在做某个事情时在受内心需求驱使的同时，也会评估成功的可能性和成功后所获得的奖励，如成就动机高的人会选择较为实际的工作，在成功和成功后的奖励（包含物质和精神两方面奖励）中寻求最大平衡点，而避免失败的人会选择极易成功的工作，使成功概率最大，或选择几乎不可能成功的工作，为自己的失败提供理由，这种力求成功和避免失败的心理倾向的两两组合组成了以下成就动机的类型：

（1）高驱高避。高驱高避类型的人被认为是过度努力者，兼具成功定向者和避免失败者的特点，既受到成功的奖励和成功本身的吸引，又对失败充满恐惧,在面对一项任务时交织着追求和排斥两种情绪,这种类型的学生在他人面前常表现淡定,但私下却非常努力,尝试用成功来逃避失败,受到紧张和冲突情绪的困扰,这类学生需要调整自己的目标和价值观,鼓励自己放慢速度,逐步接近目标。

(2) 高驱低避。高驱低避类型的人被称为趋向成功者,对学习有极高的兴趣,对事物充满好奇心,表现力强、自信、勇敢、机智,相信学习本身极具价值,能够自主学习,并在学习中获得乐趣,这种类型的人学习十分认真,课后也热衷于学习,面对事物不断尝试超越现状,发展自我,这类学生可着重发挥特长,在活动和比赛中获得鼓励,培养高尚的情操,积极热情的帮助他人,挑战更多可能。

(3) 低驱高避。低驱高避类型的人被认为是逃避失败者,对成功的期望很低,习惯于逃避失败,怀疑自己的能力,担心被指责,常感到焦虑和紧张,这种类型的人学习并不存在问题,但学习兴趣很低,动机不强,表现为懒惰、无所谓,甚至抵触和逃避。这类学生需要在学习中多做尝试,增加成功的体验,需要寻找学习兴趣,培养自信心。

(4) 低驱低避。低驱低避类型的人被称为接受失败者,不奢望成功,也不恐惧失败,拒绝有关挑战的任何事物。表现在对需要努力的事情直接拒绝,上课不听讲,下课不复习,逃避与学习有关的作业、实验、见习等。这类学生需要寻找更多表现机会,从简单任务着手,获得家长、朋友、教师的支持和鼓励,培养学习兴趣,强化内部学习动机。

目标的吸引力越大,个人的主观能动性发挥越大,成就动机越高;实现目标能够施展才华的机会越多,成就动机也越高;当具有一定挑战且成功概率越高时,成就动机则越高。因此保持信心和动力,设置合理的目标,主动思考,不畏挫折,敢于挑战,成功的可能性就会更大。

3. 合理制订学业的目标

目标是指个人从事活动所要达到的目的,分为掌握目标和成绩目标。掌握目标是个人从事活动的目的指向掌握、理解该项任务,发现新技能,提高自身能力;成绩目标是指个人从事活动的目的在于比别人做得更好,超过外界的要求标准,进而获得他人对自己能力的肯定和赞扬,避免他人对自身能力的否定评价。学业目标则指学生从事学习活动所要达到的目的,其中掌握目标是为了获取学习活动所要传递的知识和技能,在遇到困难时,设定掌握目标的学生更可能坚持努力学习；成绩目标定向在对学习者能力的测试结果上，而并非学习的机会。

学业目标是引发学习行为的主要动力之一，如学生考前复习是为了不挂科，积极参加实习的目的是顺利毕业。对于学生而言，目标很重要，但是制订目标要花时间和精力去探索和实施，随之而来的不确定状态使得大多数学生不愿意实际地去设定目标。没有目标和方向感，只能带来茫然的纠结，纠结的结果是时间的流逝，机会的丧失，失败的后果。所以，对于人生职业探索期的学生而言，精心制定的目标比随意确定的目标更重要，随意确定的目标比没有目标更有效。

学业目标的制订可以分为长期目标、中期目标、短期目标、小型目标和微目标。①长期目标：涉及个人想要的生活类型、事业、生活方式等。学生在设立这类目标时最好保持目标的宽泛和灵活，进行多样探索。②中期目标：是人生今后5年时间的规划，包含寻求的教育类型，对事业的规划等。大学生要对这类规划有较大的控制能力。③短期目标：从下个月起至今后的一年时间。可设立为实际且通过努力可以实现的目标。④小型目标：涵盖一天到一个月内所有的事情。学生应对这类目标有很大的控制能力，且尽可能详细明确。⑤微目标：从现在起到几个小时的时间。这类目标可直接控制，大学生可设立清晰具体、具有明确时间节点的微目标。

此外，还有中长期目标，中长期目标包含了个人对整个生活状态的期待，是个人价值观、人生观、世界观的体现，在设立这类目标时，要维护自我和谐的状态，符合自身条件和观点，学生在校期间需要树立远大的理想，把个人的前途与国家的命运联系起来，把价值的实现和社会现实联系起来，多做审视探索，及时调整方向，让自己保持动力和信心，将目标转化为行动，坚持奋斗才会成功。短期、小型和微目标的设立遵循SMART原则（S代表具体（Specific），指绩效考核要切中特定的工作指标，不能笼统；M代表可度量（Measurable），指绩效指标是数量化或者行为化的，验证这些绩效指标的数据或者信息是可以获得的；A代表可实现（Attainable），指绩效指标在付出努力的情况下可以实现，避免设立过高或过低的目标；R代表相关性（Relevant），指绩效指标是与工作的其他目标是相关联的，绩效指标是与本职工作相关联的；T代表有时限（Time-bound），注重完成绩效指标的特定期限。

（1）目标必须是具体的（Spedfic），如将目标设定为"背完50个单词"比"背英语单词"要具体得多，操作性也更强。

（2）目标必须是可以衡量的（Measurable），如"背完50个可以默写出来的单词"，可以衡量的目标，具有核查功能。

（3）目标必须是可以达到的（Attainable），如"期末考试平均成绩达到80分"比"期末考试不挂科"和"期末考试门门考满分"要合理得多，设定的目标要符合自己的实力，满足实际条件，目标的难度适中，具有一定挑战性，"努力一下就可以实现"可作为设立目标需把握的度。

（4）目标必须与其他目标具有相关性（Relevant），如同学习和生活不可分割一样，目标的设定也不能单独存在，要是一个目标群。

（5）目标必须有明确的结束日期（Time-based），有一定时间压力的目标更利于集中注意力立即行动。

学业目标的制订是满足学业要求的手段，不配合行动永远无法实现。设立好目标后，必须采取措施，按计划行动，停留在只做出了改变还未发力就已经感觉良好的即时满足感，只能带来新一轮的后悔和懒惰。寻找真正感兴趣的事物，当遇到挫折时，要原谅曾经的自己，关注真正有价值的东西，着眼于创造未来，追求成长。

第二节 学生常见压力与挫折教育

一、学生常见压力教育

压力又称应激，是压力源和压力反应共同构成的一种认知和行为体验过程。压力是个体在生活适应过程中体验到的一种身心紧张状态，也指个体对有威胁的情境或事件做出的保护性反应措施，压力源于主客观要求与自身状态之间的不平衡，一般会通过非特异的心理和生理反应表现出来。

压力体现了环境与心理需求之间、个体需求和能力以及期待之间的张力。因此，从本质上看，压力是能量的集聚或消耗，源于个体体验到自身和现实之间的不平衡感。积极的压力给个体以力量并提高其识别和作业的能力。例如，学生体验到自身储备的知识有限，从而对学习产生兴趣，用以消除自身的"无知"状态。消极的压力消耗能量储备,以维护和防卫的形式增加机体系统的负担。

当个体对当前的生活状态较为满意,自身能力能够自如地应对多变的社会环境,体会到平衡感,就不会体验到压力。压力源于环境或生活条件的改变,九种类型的生活变化会带来明显的压力,即:①就任新职、搬迁新居、转学等。②恋爱或失恋等。③生病或身体不适等。④初为父母。⑤更换工作或失业;⑥进入青春期。⑦进入更年期。⑧亲友离开。⑨步入老年。另外,工作性质、家庭状况以及环境信息都会引发生存压力。

(一)学生的压力源

压力源又称应激源或紧张源,是指任何能够被个体知觉并产生正性或负性压力反应的事件或内外环境的刺激。从压力性质分类,可分为生物性压力源、精神性压力源以及社会环境性压力源。依据压力强度来分类,可以分为一般单一性压力和叠加性压力,还有破坏性压力。其中叠加性压力又包括同时性叠加压力,继时性叠加压力。根据个体自身认知体验的不同,压力源又可分为外源性压力和内源性压力。通常而言,只有当个体认知到情境或压力源具有威胁时,情境或压力源才会产生压力。一些因素影响个体对情境的认知,包括熟悉性、可控制性和可预测性。如果情境是熟悉的、可控的,同时危险可以预测,则个体体验到的压力相对较小;而如果前往陌生环境,所从事的活动自身并不熟练,还具有一定的危险性,个体就会体验到较大的压力。因此,通常情况下,个体为了避免压力体验,会选择较为熟悉、可控的情境开展相应的活动。社会生活中,主要的压力源包括三个种类:

第一,工作压力。工作压力产生于人与工作性质之间的交互作用中,其特征是工作要求和活动迫使人偏离正常机能所产生的各种变化。工作压力源主要有以下三类:①工作的特征和过程。②工作环境和人际关系。③工作要求和专业特点。比如,煤矿工人由于工作场所、任务较为危险、难以控制,工作压力较大。

第二,家庭关系紧张和危机。家庭关系紧张和危机包括:①消耗性事件,指由于紧张情绪持续的时间较长而产生的危机。②冲击性事件,指在家庭生活中短期内发生的具有冲击力的事件,家庭成员很难接受或者短期内不适应。

第三,环境压力。环境压力包括:①生态压力源。环境污染、噪声以及建筑都会对个体形成压力。②偶然性压力源。自然灾害,突发性灾难等。③

社会压力源。舆论和流言、生活环境的改变都会形成社会压力。④自我导引压力源。指个体强化自身的责任和使命，常使自己处于压力当中。

对学生而言，如何协调在校期间学习与其他任务的时间，如何管理自己的时间、金钱、情感和人际关系是最常面临的压力性因素。一些学生在人际交往方面遇到了难题，与人交往带给自己很大的心理压力，不知如何与他人保持亲密关系，不知该如何拒绝别人等。学生所经历和面临的一切都是为了更好地适应将来的社会，因此，在保证学习的条件下，可以多参与一些具有自我挑战性的活动，以增强自己的压力抵抗能力，提高挫折应对水平，同时学习该如何管理自己的抗压力水平。

（二）压力对学生心理的影响

个体面对压力事件时通常会出现情绪和身体两方面的反应，即个体身心处于应激状态。应激的产生是一种典型的由心理转向生理的现象。先是由于紧张情绪的出现，使得大脑的情绪中枢处于兴奋状态，随即向内分泌系统发出指令，使肾上腺分泌出大量肾上腺素，刺激血压升高、心跳加快，使肝脏分泌出大量的糖供给血液，提高血糖水平，给大脑和肌肉输送更多的能量，从而使人的反应更加机敏，更有力量。由于在应激状态下，人能够在很短的时间内充分调动自身的全部潜能，所以会表现出一种超乎寻常的力量。但是超常表现是力量的短暂集中、不能持久。若长期处于应激状态导致身心常超负荷运行，引发心理障碍或身体疾病的风险就会增加，因此，个体需要避免进入应激情境。一方面，压力有轻重之分，适度的压力不仅对身体无害，反而有益健康，严重而又长期的压力，对身体有害；另一方面，个体体会到的压力大小，并无精确的客观标准，每个个体面对不同的压力性事件时，所体验到的压力依赖于个体的主观感受。

由心理冲突引发生理疾病实现的因素有三个：①器官缺陷理论。即生理上存在一个较其他器官虚弱的脏器，当应激因素出现时，该器官容易生病。②某种具体的心理冲突会降低个体的免疫系统。③某种危险情境的出现。因此，压力可通过心理倾向性影响个体的身心健康。

压力通过改变个体的免疫系统对个体的健康产生影响。学生在学期末大考的一周内，免疫系统的功能较平时大为降低。但是降低的程度却因人而异：个性开放且朋友众多的学生，免疫功能降低较小；个性孤独而缺少朋友的学生，免疫系统的功能下降较多。虽然压力降低了免疫系统的功能，但是下降的效应却具有延后的作用时间。处于压力下的个体免疫系统功能降低,但是并不会因此患病,常表现为压力缓解后一段时间才会生病。

(三)学生心理压力教育路径

压力会导致现实生活中的个体产生不良情绪,降低自己存在的价值,反复思考生命的意义。因此,认识自己的个性,对压力进行管理就显得非常重要。压力管理的核心是了解自身、认识自我。按照自己的兴趣从事学习、工作和生活,从根本上拒绝压力源,要遵循"3R减压法",即放松(Relaxation)、退缩(Reduction)、重整(Reorientation)。3R原则的核心是尽量避免遭遇压力源,尽量放松自己的情绪,适时调整自己的目标或期望值。对已经存在的正面压力、自发压力或过度的压力要正确看待,不盲目抱怨,寻找到一个平衡点。

1. 学生心理压力的应对方式

学生在面临压力时都有自己惯常的解决方法,例如,宣泄、倾诉。人们面对压力做出的反应主要有三种,即控制式、支持式、回避式。在日常学习生活中,建议学生在应对压力时主要采用控制式应对方式,适度采用支持式应对方式,尽量少用或不用回避式应对方式。直面问题的本质是解决问题的最优方式,直面问题需要更大的勇气和心理资本。

(1)控制式应对方式。控制式应对方式是从问题出发应对压力,学生根据压力产生的原因,有针对性地采取应对方式,应对压力最好的方式是有效的时间管理,主要是调整自己的行为方式和对环境的改善,促进人与环境和谐。学生要更加客观地分析事情的原因,更理智和妥善地处理事情,合理地分配时间,通过制订计划让自己变得更加有条理,合理地运用有限的精力,不能贪多,反而做不好事情,根据事情的轻重缓急来处理事情,还要以旁观者的角度去分析问题。而且,学生要认识到每个人都会有压力,压力是不可避免的,要以平常心地对待压力,化压力为动力。

(2)支持式应对方式。支持式应对方式主要通过个人或者社会资源来应对压力,如释放压力或者寻找宣泄的途径。这种应对行为主要包括:与理解自己或者关系亲近的亲人或者朋友诉说;通过兴趣转移注意力而缓解压力,如跑步、健身、听音乐、旅行、散步等,这一方式的缺点在于个人需要有一定的资源和环境,如果缺乏相应的资源,那么就无法应对压力。

(3)回避式应对方式。回避式应对方式是较为消极的应对方式,逃避压力甚至是自欺欺人地认为没有压力,但是当压力超过个人所承受极限时,个人就处在崩溃的状态。这种应对方式的关键是情绪,它与控制式应对方式不同,压力会引起个人情绪的不适,这种应对方式就是通过不适的情绪来应对压力,主要途径就是转移注意力,不去思考与压力有关的因素。个人认为自己无法改变现在的状态和环境时,就会采取回避式应对方式,主要方法包括:把问题放在一边不去考虑;顺其自然、不去争抢;躲避或者回避问题。

2. 学生心理压力的管理路径

(1)宣泄。宣泄是最为常用的一种压力释放方式。宣泄可采取各种办法,例如,可以在没人的地方大声呼喊,可以对着镜子默念"自己很棒",或剧烈运动、唱歌、旅游等。体育运动、自己动手收拾房间以及做饭等干家务活对减轻压力非常有益。

(2)咨询。咨询就是向专业心理咨询人员或亲朋好友倾诉自己心中的郁闷或紧张情绪。无论被倾诉对象能否为自己排忧解难,倾诉本身就是一种很好的调整压力的方法。多数学校均配备有学生心理健康教育中心。在遭遇挫折、需要缓解压力时,学生可以选择心理咨询。心理咨询是专业心理咨询人员通过语言、文字等媒介与学生进行信息沟通,以调整学生心理或情绪的过程。通过心理咨询可以帮助学生重新认识和应对压力,关注自己在压力状态下感觉、情绪等的变化,解决其出现的心理问题,调整心态,能够正确面对和处理压力,保持身心健康,提高学习效率和生活质量。

(3)引导。辅导员或者其他人员帮助学生改善消极心态并使其行为方式变得积极的方式统称为引导。引导的方法有很多,如培养学生的兴趣和爱好,帮助学生制订比较容易完成的短期目标等。学生有自己的兴趣爱好,能够开拓自己的眼界,还可以缓解自身的压力,远离消极的情绪,把精力放在兴趣爱好上,这样能够舒展身心,提高自己的情操,实现减压的作用。帮助学生制订容易实现的目标,学生凭借自己的努力实现目标,享受这一过程和成果,压力就会降低或者消失。

二、学生挫折的教育

挫折就是当目标和需要遇到无法克服或自以为无法克服的阻碍而不能实现、满足时,人们所产生的紧张、焦虑、愤怒、失落等情绪反应。在我们的现实生活中，每个人都面临着不同的人生课题，在解决这些人生课题的过程中，困难是时时存在的。我们在实现自己的目标的过程中，动力性行为会有三种不同的结果：一是无须特别努力即可达到的目标，此时需要很容易满足；二是遇到干扰和障碍，但经过努力或采取某种方法仍可达到的目标；三是遇到干扰和障碍使目标不能达到，此时需要不能满足。在心理学上把第三种情况称之为挫折。挫折包括三个方面：①挫折情境：阻碍实现目标的各种主观、客观因素。这种情境状态既可能是实际遭遇的，也可能是想象中的。②挫折认知：对实际遭遇的或者想象中的挫折情境的认识和评价。换言之，如果在实现目标过程中，客观上有阻碍存在，但是在主观上并无知觉，也不会产生挫折感。③挫折反应：需要不能得到满足时产生的情绪和行为反应。如愤怒、焦虑、躲避等。

（一）学生挫折的产生原因

人们产生的任何心理挫折，都与其当时所处的情境有关。构成挫折情境的因素是多种多样的，分析起来主要包括主观原因和客观原因。

1. 挫折产生的主观原因

（1）个体生理条件。个体因生理因素如体力、外貌、健康以及某些生理缺陷带来的限制，导致行动失败，无法实现既定目标。

（2）认知模式。任何心理问题和心理障碍都是有认知根源的，不健康的心理常常来源于不健康的认知。所知决定所感，所感决定所行，感受与行为往往是显露在外的，人们很容易就能捕捉到。而认知是内隐的，它决定着人们的行为却不为人们所察觉，这也是挫折心理难以克服的重要因素之一。

（3）人格特征。一般而言，人格特征有缺陷的人倾向于对生活作悲观、消极的评价，容易产生挫折心理。例如，性格内向、孤僻的学生，在人际交往中就显得很敏感，常常将他人无意的一些动作、话语误解成是对自己的排斥，进而产生抑郁、畏惧等不良情绪。严重的可能会产生恐惧心理，出现人际交往障碍。

（4）动机冲突。在现实生活中，人们有各种各样的需要，常常会因为多种需要而产生多个动机，分别指向多个目标。当这些并存的动机相互之间是排斥的，或者由于种种原因不能全部实现，需要有所取舍的时候，就形成了动机冲突。动机冲突常常导致部分需要和目标不能满足和实现，于是就造成了挫折。动机冲突也是构成挫折的个人因素的一个方面。动机冲突在我们的生活中是经常出现的,也是学生的重要挫折源。

2. 挫折产生的客观原因

(1)自然环境因素。自然因素是指非人力所能及的一切客观因素。例如台风、地震、干旱、洪水、疾病、事故等。对于学生而言,疾病、家庭遭自然灾害导致贫困等都可能导致挫折感。如当踌躇满志的学生收到一个极有影响的工作单位的面试通知,设想着美好的前程之时,一场突如其来的大病却使他不能参加面试,从而丧失了应聘的良机而产生的失落感。

(2)学校环境因素。学生从高考到入校后的两三年中,普遍存在挫折感,且部分学生曾受到三次以上的挫折,主要涉及学习目标、政治目标(入党、评优等)及经济自主等,这些挫折的产生,除了和学生自身因素密切相关之外,一个不可忽视的影响因素就是学校环境,主要是学习环境、学校管理制度及管理方式、教师的职业道德与业务能力、班级的氛围等。

(3)家庭因素。家庭的一些潜在或显性的条件,如家庭的自然结构、家庭的人际关系、家庭的教育方式、家庭的抚养方式以及家长的素质等对大学生的心理挫折都有直接或间接的影响。家庭的社会经济状况对学生的心理有着潜在影响,贫困学生除所有学生都面对的个人发展与就业压力外,还面临巨大的生活压力与经济压力,因为经济而影响其学业发展与个人发展会导致更多的心理冲突,从而产生挫折感。

(二)学生挫折的影响因素

第一,需要和动机的强度。一般需要越迫切,动机感越强烈,受到阻碍之后的挫折感就越强。

第二,自我期望值。如果一个人的抱负水平和期望值总是高于自己的实际能力,因此无法达到预期目标,就容易产生挫折感,主要有三种情况:①期望值绝对化。要求自己只能成功,不能失败。②过分的概括化。以偏概全,以点概面,即使是喜忧参半的事情,看到的也只是消极的一面。③悲观延伸。某一方面失败了,就把自己全盘否定。

第三,归因不当。对于某种行为的原因进行解释、推测,而归结出与事实不符的原因,易产生挫折感。例如,有的同学在评优等问题上没有成功,作横向比较的时候不得当,就容易心理失衡,产生挫折感。

第四，个人抱负水平的高低。抱负水平是指按达到目标规定的标准。抱负水平高的人比抱负水平低的人容易产生挫折感。

（三）学生挫折的类型划分

学生的挫折类型可以归纳为五个方面：

第一，学业挫折。学业挫折是因为学习上的失败或事物而给学生造成的一种心理障碍。学业挫折是学生挫折心理中比较常见、表现比较突出的一种挫折类型。有的学生对于自己所学的专业不感兴趣，学习的动力不足，学习的目标不明确；有的学生因为参加各种团体组织，对于学习和其他活动的关系处理失当，无法合理地分配学习的时间；有的学生盲目地参加各种社会实践活动，追求增加自己的社会阅历，导致学习成绩下降。

第二，生活挫折。学生刚刚脱离了父母的怀抱，开始独立的生活，而且大家来自不同的地区和家庭，家庭情况、经济状况、求学经历、生活阅历，甚至地方文化都有所不同，面对新生活，难免遇到各种不同情形的挫折。

第三，人际交往挫折。大学生普遍具有强烈的交往意识，重视人际交往，珍视友谊。但是由于每个人的家庭背景、经济条件、生活阅历、习惯、兴趣爱好等各不相同，有的人比较内向、羞涩、不善交际，有的人以自我为中心，有的人性格开朗、乐于助人等。这些不同性格的同学生活在一起，必然需要一个相互了解、适应的过程，难免会出现诸如同学之间兴趣爱好迥异，习惯、观点不同等各种问题。

第四，健康挫折。健康挫折指由于生理的疾病造成目标不能得到满足时而产生的挫折感。健康的身体是人生活的基础。有的同学由于体弱多病或者身体有某种残疾，从而产生了自卑心理，自我封闭，断绝与他人交往的机会，或者在交往中不自信，因而感到痛苦，并影响自尊心，使心理受挫。

（四）学生通过挫折的反应与表现

1. 面对挫折的个体反应

由于个体自身因素的影响，在同样的条件下，不同个体的挫折反应在认识上具有不同的特点。有人认为挫折是对自身的考验。同时，挫折反应在行为强度上也存在不同。有人意志坚强，越挫越勇；有人意志薄弱，一蹶不振。另外，挫折反应在时间上也有不同。挫折反应的个体差异通常由以下因素引发：

(1)个体的抱负水平。抱负水平指个体对自己要求达到的目标所规定的标准。个体的自我抱负水平高,挫折感体验较强。个体的抱负水平来自内在的成就动机,成就动机强的个体对未来的期待很高,可以直面挫折,忍受挫折带来的痛苦。

(2)个体的挫折经历。挫折经历增加了挫折耐受力,对同等强度的挫折反应产生影响。一个遭受过挫折的个体,他会在认知和行为上降低同等挫折的伤害水平。

(3)个体的挫折耐受力。个体的挫折耐受力决定了个体的挫折反应,有的人挫折耐受力强,有的人挫折耐受力差。意志品质强的个体往往对挫折的耐受力较高,有时,他们会通过主动引入挫折来提升自己对挫折的耐受力。

2. 面对挫折的行为表现

挫折会产生各种各样的反应,如果长期处于挫折情境或遭遇挫折事件,个体必定形成心理压力,引发生理和情绪上的变化。在受到挫折后,个人会在情绪上表现出消极、愤懑、悲观甚至绝望;在身体上,会表现出血压升高、心跳加速、胃酸分泌减少、各种形式的溃疡等。挫折的行为表现包括以下四种:

(1)攻击行为。"挫折—攻击"假说认为,任何挫折必然导致攻击行为。实际上,两者之间并不存在必然的因果联系,攻击只是挫折反应的一种。攻击通常包括两种类型:①直接攻击,将引发挫折的人或物作为攻击对象。②转向攻击,即无法直接攻击引发挫折的对象时,转而寻求"他人"施以打击。

(2)倒退行为。退化是个体防御机制的一种,指人们在受到挫折时所表现出的与自己年龄或身份不相称的幼稚行为,主要包括盲目轻信、固执和逆反。

(3)妥协行为。妥协是对挫折的折中反应,用来消除心理上的不平衡感,主要包括:①自我安慰。个体遭遇挫折后,找出种种理由自我辩解。②自我整饰。个体在遭遇挫折后,不将内心的焦虑、烦恼表现于外,而是将挫折心态深藏不露。③成因推诿。把挫折的原因归于外部,以减低自身体验到的心理压力。

(4)积极行为。挫折的经历将有助于个体对挫折的应对,有时,消极待毙并不符合个体的发展要求,因此,对挫折的应对还包括理智性反应,主要有:①升华,将痛苦转化为动力,通过不断努力来应对挫折。②补偿,一个目标受挫,就选择另一个目标作为努力的方向。③改变,当发现目标难以实现后,主动降低目标和抱负水平,或重新选择达到目标的方法。

（五）学生抗挫能力的教育方法

1. 了解挫折对自身的正向作用

生活中的失败、挫折是不可避免的，适度的挫折也具有一定的积极的意义，能帮助人们驱走惰性，促使人奋进。挫折对学生成人和成才具有积极的作用，具体如下：

（1）挫折能帮助学生成长。人成长的过程同时就是适应社会要求的过程，如果适应得好，就觉得宽心、和谐；如果不适应，就会觉得失意。

（2）挫折能增强意志力。生活中的挫折和磨难，能使人受到考验，变得坚强起来。挫折在给人以打击、带来损失和痛苦的同时，能使人奋起、成熟，并从中得到锻炼。

2. 提高自身承受挫折的能力

（1）正确认识挫折。正确认识挫折，是学生战胜挫折的前提。

第一，克服错误的思想认识。学习是人生一段重要的旅程，期间充满了紧张与竞争。因而，在学习这条成才之路上，不可避免地会遇到学习、生活、人际等各方面的挫折。这个是每个学生都明白的道理。然而，在对学生面对的挫折的分析过程中，人们发现真正引起学生挫折感的原因与其说是他们遭遇的挫折本身，还不如说是当事人对它们的认识以及所采取的态度。例如，一些本算不上挫折的，但却被"认真"当作挫折。我国学生普遍存在着对挫折认识与态度上的偏差。因此，要战胜挫折，学生首先要克服对挫折的一些错误思想认识。

第二，建立"失败"的正确观念。学生初涉社会，对"失败"比较敏感，害怕失败，害怕挫折。因此，学生应先对"失败"有科学的认识，建立对"失败"的正确观念。在实际生活中，人们把没有成功或没有达到目标都看作失败，但实际上这种看法并不科学。因为人们的许多工作并不能一蹴而就、圆满完成，常常须经过多次尝试、失败后的不断努力，才能达到尽善尽美的境界。其中每一次失败都积累了更多的知识与经验，使其在下一次努力时更进一步接近成功。学生面对挫折、失败时，应坦然面对、泰然处之，没有必要过分担心、害怕。

（2）科学对待挫折。在正确认识挫折、培养良好品质的基础上，学生需要采取科学、理智的方式战胜挫折。

第一避免错误的、有害的行为。

一是避免愤怒、生气。学生应尽可能冷静，以具有高等教育素养的大学生的理智对挫折加以正确对待，从而找出解决困难的方法，最终克服挫折。

二是避免自暴自弃。学生遇到困难和挫折，应该以青年的朝气和勇气，在社会、学校、家长、同学的帮助下，以积极的方式克服困难、战胜挫折。

第二，采取正确的方法与途径。

一是树立正确的奋斗目标。人的一切活动都是与社会发展相联系的，是有目的、有意识的活动。人一旦树立自己的目标，就会产生一种积极的、愿意为之努力的动力，激励自己不畏艰难、百折不挠地积极进取，换言之目的性和社会责任感是每个人行为的内在动力。

二是善于灵活应变与情绪转移。学生在日常学习、生活中遭受失败时，要善于灵活应变，及时、理智地转变近期目标，改变行动的方向，就有可能摆脱挫折情境与挫折感。

三是增强挫折容忍力。挫折容忍力是指个人遭受打击后免于行为失常的能力，即个人承受环境打击或经得起挫折的能力。一般而言，挫折容忍力低的人遇到轻微挫折，就消极悲观。挫折容忍力高的人，能忍受重大的挫折，也能坚忍不拔，保持人格的统一和心理的平衡。

四是建立和谐的人际关系。友情是一种来自心底的力量，别人的认同和友善也是一种肯定力量。要克服挫折，增强对挫折的适应能力，离不开和谐的人际关系。当一个人在遭遇挫折时，若能得到朋友和周围人的理解、关心、鼓励和支持，就会减轻挫折反应的强度，增强对挫折的承受力和适应性。

五是寻求心理咨询获得专业帮助。目前，全国许多学校都建立了学生心理咨询机构，专门负责和解决学生生活、学习等各方面遇到的心理疾病和心理问题。如学生遇到挫折，产生焦虑、恐惧等心理，可向心理咨询人员讲述自己的情况。一方面，心理咨询人员都是专业人员，他们能够提供一定心理治疗方法；另一方面，通过咨询倾诉自己的挫折、焦虑、恐惧等，为自己发泄情感提供了机会，减轻了心理压力。

第三节 情绪管理与人格健康教育

一、情绪健康的教育

（一）情绪对学生的主要影响

1. 情绪对学生行为目标的影响

积极正面的情绪通常会产生健康向上的行为。例如，当学生的情绪处于轻松愉快、恬静舒适等良好状态时，与之相应的行为目标也会变得积极向上，如乐于勇敢接受新事物、对他人宽容理解、具有远大抱负和奉献精神等。当情绪处于愤怒焦虑、压抑失落等消极状态时，有些学生会及时进行有效的自我调节和控制，尽快消除负面情绪，吸取经验和教训，朝着积极正面的行为目标出发。但是也有部分学生陷入这种消极情绪中无法自拔，对新鲜的刺激毫无兴趣和反应，进而越陷越深，出现严重心理问题。因此，学生在日常生活中要不断培养和提升自己的情绪自控和管理能力，及时引导负面情绪向正面情绪转变，进而产生并长期保持积极向上、乐于奉献的行为目标。

2. 情绪对学生身心健康的影响

情绪会直接影响人的身体和心理健康。积极向上、乐观愉悦的正面情绪对身心发展大有裨益，不但会激活和增强人体免疫功能，增加身体对疾病的抵抗力，延缓衰老，使身体保持健康状态，而且还会使人对生活始终抱有热情和希望，拥有强烈的自信心、好奇心和求知欲，思维敏捷，反应迅速，善于创新，勇于尝试，性格积极外向，能与人保持良好沟通和交流等，进而会有效激发自身潜能，提升各项技能和能力，促进身心全面、健康发展。而紧张焦虑、痛苦失落等负面情绪对人的身心发展伤害较大，如果长期陷入负面情绪无法自拔，不但会降低人体免疫力，容易生病，带来一系列身体健康问题，而且也不利于日常学习和生活，甚至会出现严重心理疾病，危害个体发展。

3. 情绪对学生学习生活的影响

情绪会影响学生的潜能开发和学习效率、质量等。良好的情绪会极大激发学生的积极性和好奇心,让学生敢于、乐于参与各种学习、实践活动,并且能较为长久、专注地坚持下来,从而有利于活跃思维、拓展思路、提升想象力和创造力、提高学习和实践能力。因为轻松愉快、放松舒畅、适度紧张的情绪能最大程度调动人的思维,充分发挥创新能力,是智力活动的基础条件之一。在研究分析情绪对学习成绩的影响程度时,通常会把焦虑程度看作自变量,把学习成绩看作因变量,再利用自我评价和测定生理反应的方法来进行对比研究和分析。两者之间的关系呈倒 U 形发展趋势,即适度的焦虑有助于学习成绩的提高,而过高、过低的焦虑都对学习有一定的消极影响。

4. 情绪对学生人际关系的影响

拥有乐观向上、热情亲和、自信开朗等良好情绪的学生通常更容易与他人融洽相处,并快速建立起良好、亲近的人际关系。而有自卑易怒、恐惧怯懦、冷漠压抑等消极情绪的学生则很难建立起良好的人际关系,通常会给人难以亲近、无法交流的感觉。因为情绪存在强烈的互相感染性,所以经常保持积极稳定、阳光开朗等良好情绪的学生通常更受群体青睐和喜爱,会不由自主地让人产生亲近之意,从而获得良好的人际关系。因此,学生在人际交往中,注重提高自身修养,学会适度控制与调适自己的情绪,做情绪的主人,才能拥有良好的人际关系。

(二)学生积极情绪培养方法

积极情绪是指"与个体需要的满足相联系的、伴随愉悦主观体验的情绪"[①]。积极情绪有很多种,最常见的积极情绪包括:喜悦、感激、宁静、兴趣、希望、自豪、笑(逗趣)、激励、敬佩和爱等。学生积极情绪的培养方法,可以从以下方面入手:

1. 增加积极情绪,促进乐观情绪状态

(1)真诚是重要的。现代生活节奏不断加快,人们往往关注外界,而远离了内心。假装的积极情绪和消极情绪一样是有害的。所以为了增加积极情绪,学生需要让自身的步伐慢下来,带着真诚用心去看、去听、去感受周围的世界。这种真诚的态度能够给人们带来积极的情绪体验。

---

① 王振宏,王永,王克静,等. 积极情绪对大学生心理健康的促进作用[J]. 中国心理卫生杂志,2010,24(9):716.

（2）找到生命的意义。提升积极情绪可以在日常生活中建构和寻找更多的积极意义。学生常常要面临生活的磨难和考验，无法将消极情绪完全克服，但是人们仍然可以用积极的方式来定义这些挫折或磨难，建构和提升生活的积极意义，从而增加学生的积极情绪。

（3）品味美好。品味生活中的美好能够帮助学生获得积极情绪。品味美好实际上就是在美好的事情中寻找好的方面，让原本积极的事物变得更加积极。

（4）表达善意。有意识地增加个体的善意可以提升积极情绪。当学生表达善意时，可以促进学生对周围人表现出更多的善意，关注他人，乐于助人。一旦表达善意，学生就能从周围的人那里感受到更多的善意，促使善意和积极情绪之间形成良性循环，而更多善意也就意味着更多的积极情绪。

（5）梦想未来。提高积极情绪的简单方法是更加频繁地梦想自己的未来。为自我构想最好的将来，并非常详细地将之形象化。通过这种形象化的梦想未来，可以获得更多的积极情绪。

（6）利用优势。了解和利用自身的优势能让学生获得生活中更多的积极意义，并感受到更多的积极情绪。能够利用自身的优势做事或者可以做擅长的事情的人更容易获得积极情绪。利用优势可让学生发现自己对生活的独特影响和贡献，体验到人生的价值。

（7）与他人走在一起。和谐的人际关系和积极情绪之间是一种相互的依赖关系。与亲人、爱人、朋友等周围的人建立和谐的、温暖的和可依赖的关系，往往能给学生带来积极情绪。而拥有积极情绪的个体，更容易与人建立联系，易于沟通，带给别人美好的感受，从而也更容易建立深入和令人满意的人际关系。

（8）享受大自然的美好。与大自然的相处会让大学生拥有更多的积极情绪。而户外运动和活动是比较好的途径。当学生沉浸在大自然的怀抱中时，感受到大自然的魅力。大自然的广阔让学生的视野变得开阔，头脑变得灵活，也让学生将许多烦恼抛之脑后，从而拥有更多的积极情绪。

（9）打开心灵。保持开放性能够提升学生的积极情绪。打开心灵，就会进入积极情绪所产生的开放性思维空间。当学生的心灵对美好保持开放，并练习接受它而不是分析它时，积极情绪就会增加。

2. 减少消极情绪，采用有效情绪管理

消极情绪并不是来自学生遭遇的不幸，而是来自如何看待遇到的不幸。学生的情绪和行为与对事物的看法和想法有关，不同的想法导致不同的情绪和行为反应。在这些看法和想法背后是学生对某些事物的共同观念，即信念。面对同样的事件，如果持不同的信念，将会引发不同的情绪和行为结果。甲同学所持有的是合理信念，引发的是适当的情绪和行为反应，而乙同学所持有的是不合理信念，引发的是不适当的情绪和行为反应。如果学生长期持有某些不合理信念，就会长期处于不良情绪之中，甚至导致情绪和精神障碍。

为了减少消极情绪，学生要学会找到自身的不合理信念，并用合理的信念代替它。从一个典型的事件出发找到诱发事件，然后体会该事件发生后自身的情绪和行为反应。通过反思分析自身在该事件中持有了哪些不合理的信念，对之辨别并用合理信念代替它。学生不仅需要从思想上改变不合理的信念，还需要在行为上做出改变。如果长期坚持，不合理的想法就会越来越少，由它所引发的消极情绪也会随之减少。除此之外，将自身的注意力转移到愉快的事情上也可以帮助学生减少消极情绪。例如，做一些喜欢的运动：慢跑、游泳、做瑜伽、冥想等。还可以做一些活动让自身完全投入其中，如和朋友聊天、旅行、读书、玩一些轻松的小游戏等，这些都能帮助大学生从消极情绪中走出来。

3. 积极与消极情绪并存，提高积极率

每个人的情绪都在随时变化着，同样的事件，不同的认识可能产生不同性质的情绪。事物对学生的意义往往是多方面的，它常常是既有消极的一面，也有积极的一面，因此，积极情绪和消极情绪之间是相对的，可以相互转化。大学生通过改变自身的想法和对事物的态度将消极情绪转变为积极情绪，使减少消极情绪和增加积极情绪成为可能。因此，通过改变环境中的消极因素，加入积极情绪的因素，或者改变事物的意义，从而减少消极情绪感受，增加积极情绪感受。

每个人都是生活的主人，选择积极还是消极都是自身来决定的。如果总是看到事物不好的一面或者总是看到消极的事物，只会感到悲伤、压抑、自卑。如果换个角度，多尝试看到事物好的一面或者多关注那些积极的事物，多想想高兴的事情，就会自觉地用积极情绪代替消极情绪。而积极情绪一旦被调动起来，会使大脑皮层处于兴奋状态，逐渐减少或者抵消消极情绪的影响。

拥有积极情绪的人往往是乐观的人，他可以变通地看待事物，感受事物的美好。生活的遭遇带给学生消极情绪，但学生可以创造积极情绪，具体方法如下：

（1）收集积极的情绪。最好将积极情绪分类存储，将每种积极情绪收集到一个盒子里。这些物品是照片、书籍、信件、礼物等，或者对自身而言具有特殊意义的物品。在盒子上标注这是哪一种积极情绪的收集。随着时间的推移，还会不断给这些盒子中添加新的东西。最好能将收集的盒子放在手边。如果有一天感到被一些消极情绪拖累时，拿出这些盒子，以开放的心态看它们。保持一种轻松的、心理上的接触，不特意分析。

（2）记录生活中快乐的事情。记录生活中的快乐事是培育和增加积极情绪简单直接的方法。一开始可能会比较困难，但坚持一段时间就会逐渐变得容易。

二、人格健康的教育

（一）人格的发展和结构

人格是人们日常生活中经常使用的词汇，人格是构成学生思想、情感及行为的特有模式，这个独特模式包含了大学生区别于他人的稳定而统一的心理品质。对于人格的内涵，可从两个方面来理解：①人格是人的心理行为模式。换言之，人格是由内在的心理特征与外部的行为方式构成的，它不仅是单一的心理特征和行为模式，而且是这些心理特征和行为模式相互作用而形成的有一定组织和层次结构的模式。②人格不是生来就有的，而是在先天遗传素质的基础上通过后天环境的相互作用形成的。遗传因素是人格形成的重要基础和必要条件，而后天环境使遗传的作用得以发挥。并且两者的作用不是简单的相加，而是复杂的相互制约、相互作用，共同影响着人格的形成和发展。

1. 人格发展的特征

（1）整体性。人格是人的全面的心理面貌，是统一的整体结构。它由多种特质组成一个有机整体，相互制约、相互联系，容易受到自我意识的控制，有着内在一致性的特点。但如果这些特质中间出现分裂，人格的整体性丢失，那么便不能将外界经验联合整合到自身的人格结构中，同时，特质之间也不能实现整合统一，其中，极端的代表就是精神分裂症。

（2）独特性。世界上不会有两个人格特征完全相同的人，学生的人格是在遗传、环境、教育等先后天因素的交互作用下形成的。即使是同卵双生子，他们的心理面貌也不会完全相同。

（3）稳定性。人格特征一旦形成就相当稳定，但是个体在行为中偶然表现出来的心理倾向和心理特征并不能代表他的人格。例如，一个处事稳重的人偶然表现出轻率的举动，不能由此说他具有轻率的人格特征。正因为人格具有稳定性，才会有人与人之间心理上的差异，人们才能根据各人不同的人格特征，把一个人与另一个人区分开来。

（4）生物性。人格的形成和发展不仅受生物因素的制约，而且受社会因素的制约。生物因素主要指神经系统活动的特点、遗传的生理解剖特点等。人的生物因素虽然不能预定人格的发展方向，但却是人格形成的基础，给人格发展提供可能性。

（5）社会性。人在出生之时只是一个生物学意义上的个体，但出生也意味着从一个简单的生理环境进入了一个复杂的社会环境之中，就要掌握所处社会的行为道德规范、价值观念、信念体系、社会风俗等。如果离开了人类的社会生活，人的正常心理就无法形成和发展。社会生活条件对人格的形成和发展起到决定性的作用。

2. 人格的主要结构

人格是由不同成分构成的一个结构系统，这些成分从不同侧面反映了人格的差异。人格结构系统包括气质、性格、自我调控三个方面。

（1）气质。气质这一概念与人们平时说的"脾气""秉性"或"性情"相似。"气质是指人生来就有的、典型的、表现在心理活动的强度、速度、稳定性和指向性等方面的稳定的心理特征"[①]。人的气质差异是先天形成的，并受神经系统活动过程的特性所制约。气质在不同情境、不同活动中都会表现出来，而气质特点的不同组合就构成了气质类型。心理学上把气质划分为四种类型：胆汁质、多血质、黏液质、抑郁质。关于气质的类型，不同的心理学家有不同的分类方法，其中最为常见的是认为人体有四种体液：血液、黏液、黄胆汁、黑胆汁。这四种体液的组合形成了人体的特质，即血液占优势称为多血质，黏液占优势称为黏液质，黄胆汁占优势称为胆汁质，黑胆汁占优势称为抑郁质。

第一，胆汁质。胆汁质的人精力旺盛，做事勇敢果断，为人热情直率。但这种人做事急躁，情绪爆发快又难持久，容易冲动，遇事常欠思量。

---

① 张冬梅，谷丹. 大学生心理健康教育[M]. 北京：北京邮电大学出版社，2018：120.

第二，多血质。多血质的人活泼、好动、乐观、灵活。这种人思维灵活，行动敏捷，富有朝气，对各种环境的适应力强，情绪丰富且外露，喜怒哀乐皆形于色。但是他们做事往往缺乏耐心和毅力，稳定性差。

第三，黏液质。黏液质的人安静沉稳，喜欢沉思，表情平淡，情绪不易外露，但内心情绪体验深刻。这种人自制力很强，不怕困难，忍耐力高，外柔内刚。他们虽然思维灵活性略差，但考虑问题细致周到；虽然学习接受慢，但却脚踏实地；虽然交往的朋友数量少，但却常有知心朋友。

第四，抑郁质。抑郁质的人主导心境消极忧郁、多愁善感，情绪体验深刻，细腻而又持久。他们聪明而富有想象力，自制力强，注重内心世界，不善交际，软弱胆小，做事优柔寡断。

以上四种气质显示了人们四季般的天性。而事实上，单纯属于这四种典型气质之一的人并不多，在生活中多数人是四种气质互相混合、渗透、兼而有之的人。此外，气质是人的天性，并无好坏之分，每种气质都有其利的一面，也有其弊的一面。它没有社会道德评价含义，所以不能决定人的社会价值。任何气质的人，既可能成为具有杰出才华的人，也可能成为平庸无为的人。

（2）性格。性格是学生的行为方式、对现实的态度，从中表现出坚固的心理特征，它是一种与社会相关最为密切的人格特征。性格体现在人的行为举止中，同时，体现了人们对周围世界、现实的态度。相较于气质而言，性格有好坏之分，但没有天赋性可言，性格是在后天的环境中潜移默化而形成的，与人的三观息息相关，所以，性格是有好坏的分别的，它体现了一定的道德性、社会性。如助人为乐、热爱祖国、诚实守信、见义勇为、廉洁奉公等体现了好的性格品质，而自私自利、唯利是图、冷酷无情等都体现了不良的性格品质。

（3）自我调控。人格中的内控系统则是自我调控。拥有自我控制、自我体验、自我认知三个子系统。自我调控的核心是对人格的各个部分进行统一控制，以保证人格的统一、和谐、完整。

第一，自我认知是对自身的理解、洞察，其中包括自我评价、自我观察。自我评价指对自身的行为、期望、想法以及人格特征的评估、判断；自我观察则是指对自身的意向、所思所想和感知的觉察。自我调控的基础是自我认知。如果学生不能够有正确的自我认知，就不能对自身有准确的自我调控。例如，人过高的评价自己，就会盲目自信与自大；反之，如若只看到自身的不足，就会产生自卑心理。

第二,自我体验是跟随自我认知而产生的内心体验,同时,也是自我意识在情感上的体现。例如,人们对自身做出消极评价时会产生自卑感,反之,作出积极评价时,则会形成自尊感。

第三,自我控制是完成自我意识调配作用的最后步骤,同时,也是自我意识在行为上的体现。例如,当学生认识到,学习对自身的发展有着重要作用的时候,他们在行为上则会体现出坚持不懈的状态。

(二)健全人格及其培养

1. 健全人格的影响因素

塑造和培养良好的人格是个体成长与发展的关键。在一个人的人生发展历程中有许多因素会影响人格的发展,人格的塑造是先天、后天因素共同作用的结果。学生健全人格的影响因素如下:

(1)影响学生健全人格的生物遗传因素。遗传是人格不可缺少的影响因素,但遗传因素对人格的作用程度因人格特征的不同而不同。通常在智力、气质这些与生物因素关系紧密的特征上,遗传因素较为重要;而在价值观、信念、性格等与社会因素关系紧密的特征上,后天环境因素更重要。人格发展过程是遗传与环境交互作用的结果,遗传因素影响人格发展方向及形成的难易。

(2)影响学生健全人格的家庭环境因素。父母不同的教养方式造就了具有不同人格特征的孩子。如权威型教养方式容易使孩子形成消极、被动、依赖、服从,做事缺乏主动性,甚至会形成不诚实的人格特征;放纵型教养方式容易使孩子形成任性、幼稚、独立性差、唯我独尊的人格特征;民主型教养方式则容易使孩子形成一些积极的人格品质:活泼、快乐、直爽、自立、彬彬有礼、善于交往、富于合作、思想活跃等。

(3)影响学生健全人格的自然物理因素。生态环境、气候条件、空间拥挤程度等这些物理因素都会影响到人格的形成和发展。对于自然物理环境的作用可以总结为:①自然环境对人格不起决定性影响作用,更多地表现为一时性影响。②自然环境对特定行为具有一定的解释作用。在不同的物理环境中,人可以表现出不同的行为特点。

2. 健全人格培养的途径

学生应抓住人格完善的关键期,积极主动塑造完美。塑造健全的人格要有三个途径,即早期教育,学校、家庭、社会协同教育,自我教育和终身教育。自我教育和终身教育则是大学生塑造健全人格的根本途径。大学生为塑造健全人格的主要途径有以下方面:

(1)认识自我,优化人格整合。认识自我是改变自我的开始,为了有效地进行人格塑造,应该首先充分了解自己的人格状况,明确人格塑造的目标、内容、途径、方法。人格塑造就是为了实现优化人格整合,以达到人格的健全。整合是要使人格的各个方面逐渐由最初的互补相关,发展到一种和谐一致的状态的过程。优化的过程即选择某些优良的人格特征作为自己努力的目标,同时针对自己人格上的缺点、弱点予以纠正。

(2)努力学习科学文化知识。智慧是人格的基本要素之一,学习知识,增长智慧的过程就是人格优化的过程。现实中不少人格的缺陷是源于知识的匮乏。

(3)从小事做起,培养坚强的意志。人格的塑造是一个艰苦漫长的过程,因此,健全人格的形成要从眼前的每一件小事做起。一个人的所言所行往往是其人格的外化,反之,一个人日常言行的积淀成为习惯后就形成人格。诸如,一个人的坚韧、毅力、细致,乃至开朗、热情、乐观等健康人格特征都是长期磨炼的结果。

(4)锻炼身体,强壮体魄。人格发展的过程是体质、心理因素与智力因素协同作用、相互促进的过程,健康的体质是健康人格发展的物质基础。一个体弱多病的人是难以发展健康人格的,拖拉、懒惰、急躁、懦弱等人格发展缺陷与缺乏体育锻炼明显有关。

(5)与人坦率相处。保持自然纯真的自我,让别人看到自己的长处和短处,也让别人分享自己的快乐和痛苦。另外,能将内心对重视自己的人敞开是性格健全的重要特征。同时,要拥有健康的性格,向别人开放自己的内心是最好的办法,所以,健全人格的有效途径是多与他人沟通意见,对别人袒露自己的内心。

(6)人格塑造过程中应把握辩证思维,掌握好度,否则就会过犹不及,适得其反。具体而言,应该自信而不自负,自谦而不自卑,稳重而不多疑等。度的把握还表现在不同的人格特质要协调发展,这样才能形成合理、和谐的人格结构。

（三）人格健康塑造策略

1. 树立正确的人生观

人生观是个体对人生的目的、意义和道路的根本看法和态度，包括幸福观、生死观、荣辱观等。在人生旅程中，人生观是人们行动的指路人和调节者。有怎样的人生观，便会有怎样的言语和行动。个人一旦形成正确的人生观，则会有明确的人生目标和坚强的拼搏斗志，能动地认识和改造世界，其主观世界也会得到改造。当学生知道了如何做人，便能客观准确地评价他人和自己，心理有正确的反应，人格也会朝着更加健康的方向发展。

人格优化和塑造的过程也受到学习知识过程的影响。缺少科学知识的人的人格通常最容易出现问题。富有知识的人大都自信、坚强、谦逊、理智。人格能否健康发展在很大程度上受到知识水平的影响。但是，现在很多学习理工科的学生大都缺乏人文知识，文科生科学文化素养也不高，这会使人格发展不平衡，所以学生需要有意识地弥补和修复这种局限。

2. 掌握自我调适方法

学生要塑造健康人格，必须掌握一些自我调适的方法，主要有自我分析、自我评价、自我教育三种。

（1）自我分析：分析自己的人格结构的优势和不足，分析要做到客观、恰到好处，保持一种比较合乎实际的水平。

（2）自我评价：客观地评价自己的人格和行为表现，做到有自知之明。

（3）自我教育：经常反思自己的思想、行为，总结优点，发现缺点，要经常自我提醒、自我警戒、自我约束，有意识地自我磨炼，锻炼意志品质。

3. 培养良好行为习惯

习惯的养成最终会成为个人人格的一部分。习惯的保持并不需要付出很多自制力，但习惯的养成却需要付出许多努力，因为人们极容易退回到原来的习惯中去。养成新习惯最好的做法是一旦确定了新习惯的内容之后，就不要再犹豫，马上开始行动。刚开始可能并不容易，但是在坚持21～30天时，一种新的习惯就可以固定下来。学生养成新习惯有以下方法：

（1）找准目标，集中精神去做。最主要的是坚定自己的信念，并不断预见积极的成果，这样才能让自己增加勇气，找到自信，并下定决心、充满动力地坚持到习惯固定下来。

（2）制订周密的计划，并坚决完成这些计划。这样做便可以将自己的思想提高到一个新的水平。

通过人际沟通，个体可获得一个深入认知自我的机会。交流应尽可能地扩大范围、层次、领域，为和谐的人格形成构建一个平台。因为拥有健康人格的人能面对现实，适应环境，能保持和谐的人际关系。在人与人的交往中，保持积极的态度多于消极的态度。在需要的满足中激发进取的力量和信心，发展自我价值感。这样，个体就会在交往中发展富有朝气、团结奋进的乐观品格。

健康人格是人的整体的重要组成部分，又是社会和谐的基础与载体。健全人格的培养和塑造既是学生成长发展的要求，也是时代的呼唤。但健全人格的培养不是一朝一夕的事情，需要坚持不懈的努力，有些改变可以受自己的控制，而有些不能。所以最好先做好充分的准备，尽可能多地去了解哪些是能够改变的，以及该如何去实施这种改变。改变并不是一件容易的事，且往往比预期的难得多。有勇气改变能改变的，平静地接受改变不了的，智者能分辨出这两者的区别。生活是一个长期改变的过程。

第三章 心理健康教育及其多元疗法

第一节 心理健康教育的精神分析疗法

精神分析理论是由奥地利心理学家西格蒙德·弗洛伊德创立的，它是现代心理咨询和治疗领域非常重要的理论，也是20世纪最重要的学术思潮之一。精神分析理论影响力超越了心理治疗领域，对整个心理科学乃至西方人文学科的很多方面都产生了深远的影响。作为西方心理学的主要流派之一，精神分析与其他流派明显的不同主要是：①精神分析是研究无意识或潜意识的。②精神分析起源于精神病的临床实践。精神分析学派学者不聚焦于心理和行为的实验设计，他们关心的是心理疾病产生的原因，以及用怎样的技术去帮助心理上不健全的人。

一、精神分析疗法的理论支撑

（一）潜意识理论

意识是心理极其微小的一部分，是被我们所察觉的一部分，而心理活动的大部分，都存在于意识之下，即潜意识。弗洛伊德用著名的冰山理论说明：如同浮在水面上的冰山，露在水平面上的冰山一角是意识，而就像冰山的大部分都隐没在水平面之下一样，大部分心理功能都处于潜意识领域。所谓的潜意识，指"在意识水平之下的所有心理现象，包括个人无法接受的原始冲动、本能欲望，包括一些无法实现的需要和动机"[①]。因此潜意识被视为原始愿望和冲动的存储库，这些心理功能在潜意识中，不能被个体觉察，但是它

---

① 陈汉英. 学校心理健康教育 [M]. 杭州：浙江大学出版社，2019：27.

对我们的一切行为都产生了影响。没有任何完全自由意志的行为，有些行为表面上好像出自我们的意识和自由意志，但实际上都是受潜意识力量的驱使，它们只不过是潜意识过程的外部标志。有意识的心理现象往往是虚假的、表面的和象征性的，它们的真面目、真实原因和真正动机隐藏在内心深处的潜意识之中。在意识和潜意识之间是前意识，意识和潜意识虽有区别，但二者没有不可逾越的鸿沟，潜意识的东西可以通过回忆进入意识中来，而意识中的东西当没有被注意时，也可以转入潜意识中。

（二）人格理论

人格由本我、自我和超我构成。本我是人格结构中最原始部分，从出生日起即已存在。本我由先天的本能、基本欲望所组成，如饥、渴等。本我纯粹遵循快乐原则，追求本能能量的释放和紧张的解除。有机体受到外界刺激，会促使欲望增加，从而引起紧张和不安，这就需要降低紧张状态，否则将体验不愉快的紧张状态。本我不考虑外界现实的情况，不考虑时间、地点，不考虑用怎样的方式、方法进行活动，而是趋向立刻寻求满足以发泄原始冲动。自我是个体出生后，在现实环境中由本我分化发展而产生，由本我而来的各种需求，如不能在现实中立即获得满足，个体就必须迁就现实的限制，并学习如何在现实中获得需求的满足，支配自我的是现实原则。此外，自我介于本我与超我之间，对本我的冲动与超我的管制具有缓冲与调节的功能。需要注意的是，自我不能脱离本我而单独存在，自我的力量来自本我，自我是用来帮助本我并力图使本我得到满足的。超我有两个重要部分：一是自我理想，是要求自己行为符合自己理想的标准；二是良心，是规定自己行为免于犯错的限制。因此，超我是人格结构中的道德部分，从支配人性的原则看，支配超我的是至善原则。

人格结构中的三个层次相互交织，形成一个有机的整体。它们各行其责，分别代表着人格的某一方面：本我反映人的生物本能，按快乐原则行事，是"原始的人"；自我寻求在环境条件允许的情况下让本能冲动能够得到满足，是人格的执行者，按现实原则行事，是"现实的人"；超我追求完美，代表了人的社会性，是"道德的人"。通常而言，本我、自我和超我是处于协调和平衡状态的，从而保证了人格的正常发展。如果三者失调乃至被破坏，就会产生心理障碍，危及人格的发展。

二、精神分析疗法的主要方法

精神分析疗法主要在于逐渐觉知、明晰、洞察人的行为，以及了解精神症状所显示的意义。因为精神分析认为症状是神经症冲突的结果，它是经过化装的，背后有无意识的症结。咨询中要帮助来访者寻找症状背后的无意识动机，使之与意识相见，即通过分析让来访者自己意识到其无意识中的症结所在，产生意识层次的领悟，使无意识的心理过程转变为意识的。如果来访者了解了症状的真实意义，便可使症状消除。精神分析疗法主要有以下五种方法。

（一）进行自由联想

自由联想是从催眠中演化出来的，最初是布雷尔在使用催眠治疗患者安娜的过程中发现的精神抒发的谈话疗法，即在催眠的条件下，引诱患者把自己以往致病的创伤性经验或事件尽情吐露出来，使这些致病的创伤性经验被完全暴露在意识中，各种症状就会消失。后来弗洛伊德采用这种方法来治疗来访者，使来访者尽可能地将心里的话说出来，不管它们是如何琐碎、无逻辑、不清楚，来访者仍直觉地，不假思索地报告。这种方法称为自由联想。在自由联想过程中，治疗者的任务是鉴别与解析潜意识中被压抑的、与来访者有关联的资料。来访者通常躺在长椅上，而咨询人员则坐在其后，这样才不至于使来访者在自由联想的时候受到限制。自由联想方法不仅省力而且还能使来访者受到极少的压力，且永远不会与眼下的环境失去联系，它在很大程度上能够确保既不放过神经症产生的任何因素，也不会因为咨询人员事先有过估计而带进别的原因，自由联想是让来访者自己决定分析的进程和材料的安排。

自由联想还有一个优点就是不需要去打断它，假如不对联想的情形规定什么条件的话，从理论上说是完全可能联想的。自由联想是建立在弗洛伊德的心理决定论基础上的，但是自由联想对来访者的要求比较高，不仅需要一定的财力，更需要一定的知识文化背景，同时它耗费的时间较长，经济成本昂贵。

（二）对于梦的分析

在睡眠中个体的防卫能力是比较低的，一些被压抑的情感会表面化。弗洛伊德把梦看作通往潜意识的大道。在梦中一个人的潜意识欲望需要与恐惧会表现出来，某些不被人所接受的动机会以另外一种形式表现出来，而非直接显现。梦的显示是以不同的机制制作出来的，它们并不遵循逻辑的原则，主要机制有：压缩、替换、转换和反向等。对梦的分析实际上就是要揭示梦的制作的反过程，即将显梦翻译为梦的隐意或做梦者的无意识愿望和观念。

（三）展开移情分析

移情是两极化的，它既包含了对分析者积极的、温情的态度——正移情，又包含了对分析者消极的、敌对的态度——负移情。在咨询过程中，移情是一个关键，因为通过移情作用，治疗者可以具体地观察了解来访者的人际关系，掌握更多的真实资料并解析来访者问题行为的冲突所在。

（四）有效利用解释

解释的目的是让来访者正视他所回避的东西或尚未意识到的东西，使无意识之中的内容变成意识，从而消除神经症症状。要揭示症状背后的无意识动机，消除抗拒和移情的干扰，使来访者对其症状的真正含义有所了解，解释是必不可少的。因为解释是分析者根据从各种渠道收集到的资料，如来访者传达给分析者的信息和自由联想内容，来访者在移情时向分析者表明的内容，通过解析来访者的梦，以及来访者的口误或动作错乱所泄露的资料等，分析来访者症状的潜意识根源，并且帮助来访者认识到症状真正的隐意而达到领悟。

解释是分析者利用自己的手段，建立在对来访者冷静的倾听和敏锐的观察基础上，在来访者接受思想转变时进行的。此外，单个的解释往往不可能明显见效。较为有效的方法是在适当的时机，分析者把解释告诉来访者，那么在那一段时间内来访者常常会进一步确证分析者的解释，并主动积极地回忆他所遗忘的内部或外部事件，然后慢慢地接近问题，从对问题的澄清逐步过渡到解释。因此，解释是一个缓慢而又复杂的过程。通过解释，治疗者在一段时间内不断地向来访者指出其行为、思想或感情背后潜藏着的本质意义。解释是精神分析中最常用的方法，也是精神分析治疗的实质。

第二节 心理健康教育的以人为中心疗法

在人本主义心理学[①]出现之前,心理学中影响最为广泛的是精神分析学派和行为主义学派,而人本主义批判这两大学派,精神分析学派太过强调人的病态心理,行为主义学派太过强调人的生物性。人本主义学派认为人是健全发展的人,是积极向上的人。以人为中心疗法正是基于这样的一种思想,在心理咨询和治疗领域享誉盛名。

一、以人为中心疗法的理论支撑

罗杰斯的以人为中心疗法的前身名为"非指导性疗法"。以往的心理治疗的治疗对象往往被称为来访者或患者,而罗杰斯在《心理咨询与心理治疗》一书中,用"client"一词代替了"patient",这一术语的变更代表着一种观念的更新,也反映了罗杰斯对治疗对象的不同看法。罗杰斯在《心理咨询与心理治疗》表示,在咨询和寻求治疗的人当中许多都是健康的,不是患者,不过是遇到了一些心理问题。

(一)人性理论

人的本性是积极向上、建设性的、值得信赖的,这些特性与生俱来,而"恶"是由于防御或者其他的原因造成的结果,并不是本性的反映,这是以人为中心疗法最核心的观点之一。心理治疗的关键是治疗者对来访者的尊重和信任,以及建立一种有助于来访者发挥个人潜能,促其自我改变的合作关系。因此,以人为中心疗法强调了人的主观能动性,为每个来访者保留了他们的主观世界存在的余地。

(二)自我概念

在以人为中心疗法中,自我概念理论具有重要的地位。自我概念包括人

[①] 人本主义心理学被称为除行为学派和精神分析学派以外,心理学上的"第三势力"。人本主义和其他学派最大的不同是特别强调人的正面本质和价值,而并非集中研究人的问题行为,并强调人的成长和发展,称为自我实现。

对自己的认识，对自己与其他客体的区别和相互关系的认识，以及对人的价值标准的认识。自我概念是在自我发展的过程中，在与环境和别人的接触与交往作用中逐渐形成的。

所有个人都会发展一个真实的自我和一个理想的自我。真实的自我是指个体当前行使功能时的自我概念，理想的自我是指个体渴求的自我概念。理想的自我常常是以其他人的目标为基础，建立在内化的别人的价值观之上的。一般大多数个体都会或多或少体验到理想自我和真实自我之间的不一致，适当的不一致是成长的动力源泉，而理想自我和真实自我差距太大时，个体就会出现对自身的不满，从而表现出烦恼和忧伤的情绪。

二、以人为中心疗法的步骤方法

（一）以人为中心疗法的关键步骤

第一，学生主动求助。学生如没有改变自我的需要，治疗很难成功。

第二，咨询师说明情况。咨询师向学生介绍治疗过程，强调学生的作用，咨询员的作用只在于创造有利于学生成长的气氛。

第三，鼓励学生自由表达情感。咨询师不管学生表达怎样的情感，含混的或敌意的，均应以诚恳、友好的态度相待。

第四，咨询师要能够接受、认识、澄清对方的消极情感。咨询师不只是被动接受对方提供的信息，仅对表面的内容做出反应，而应深入对方的内心深处，注意发现对方影射或暗含的情感。这是很困难且很微妙的一步。

第五，促进学生的成长。一旦对方将消极情感表达、暴露出来，模糊的、试探性的、积极的情感便不断萌生出来。

第六，接受学生的积极情感。咨询师只需不加评价地接受对方的积极情感，促使对方自然达到领悟与自我了解的境地。

第七，学生开始接受真实自我。由于咨询师对学生采取了理解与接受的态度，学生便有机会重新认识自我，并接受真实自我。这为对方在新的水平上达到自我整合奠定了基础。

第八，帮助学生采取决定。新的整合意味着新决定与新行为的产生，咨询师应协助对方澄清可能做出的选择。

第九，疗效的产生。学生通过自我领悟，达到了对问题新的认识，某种积极尝试性的行动便应运而生了。

第十，扩大疗效。在已有尝试的基础上，咨询师应帮助对方发展更深层的领悟，并扩大领悟范围。

第十一，学生全面成长。学生克服了对选择的恐惧，勇于探索自我发展的新行动。此时，双方的关系达到顶点，学生会主动提出问题与咨询员讨论。

第十二，治疗结束。学生感到无须再寻求帮助时，治疗即告结束。

（二）以人为中心疗法的主要方法

以人为中心疗法主要强调咨询师和学生之间的关系的重要性，所以很少使用技术，认为咨询师的态度第一而技术其次。以人为中心疗法强调要把指导、分析、质问、探究、诊断、收集个案史等降到最低程度。反之，咨询师要尽可能地积极倾听，做出情感反应和澄清。以人为中心疗法提供更多的是一种咨询的理念而非方法，因此没有如精神分析疗法、行为疗法中那些具体明确的咨询方法和技术。以人为中心疗法强调的是如何调动学生自身的潜力，如何提供一种适宜的气氛，以引导学生做自我探索，认识成长中的障碍，体验从前被否定与扭曲的自我，从而能开放自我，相信自我，增加自发性与活力。

以人为中心疗法更强调咨询态度的重要性，认为融洽的咨询关系是咨询获得进展的决定性因素，同时也提出了建立适宜的心理辅导气氛的三种最重要的态度及相应的形成技术，具体如下：

1. 真诚

咨询师在心理辅导的整个过程中要言行一致，要真诚、坦白、开放地对待学生，表现出真实的自己，没有虚伪的面具，让学生了解到咨询师也是个人，并非扮演某一角色。一般而言，在咨询关系中，真诚的主要作用就是使学生对咨询师产生信任，有了这种信任，咨询与辅导过程也就会更顺利。在这种真诚的人与人的关系中，咨询师能坦白地与学生分享自己的感受，甚至包括负面的感受，达到经验的交流和共享。真诚有不同的层次，一般包括由浅入深的以下四个层次：

（1）咨询师隐藏自己的感觉，或者以沉默来惩罚学生。

（2）咨询师以自己的感觉来反应，其反应符合自己所扮演的角色，但不是他们自己真正的感觉。

（3）为了增进两人之间的关系，咨询师有限度地表达自己的感情，而不表达否定、消极的情感。

（4）无论是好的或是不好的感觉，咨询师都以言语或非言语方式表达出来，经由这些情感表达，双方的关系变得更好。真诚是咨询师内心的自然流露，咨询师应通过自身的潜心修养和不断实践，进一步表现出高层次的真诚，促进学生更了解自己。

2. 共情

共情是指咨询师要放下个人的参照标准，站在学生的立场上，试着将自己融入学生的感觉世界中，从学生的立场设身处地地去看待问题。咨询师所表达出来的想要了解对方的态度，使学生体会到自己是一个值得被了解与倾听的人。感受学生的私人世界，就好像是自己的世界一样——这就是共情。共情是一种深入理解和体验他人感受的能力，对于咨询与辅导是至关重要的。通过共情，咨询师能够更好地建立与学生的连接，创造出一个安全、被理解的环境。在这种情境下，学生更愿意分享内心的感受和困扰，促进了更有效的沟通和问题解决。共情不仅仅是理解对方的立场，更是在情感上与其共鸣，使学生感到被认同和支持，为其在咨询过程中的自我探索提供了重要的支持。

3. 无条件积极尊重

无条件积极尊重，是指咨询师在咨询与辅导过程中以平等的身份真诚而深切地关心学生，不论其身份如何都予以无条件的尊重和认可。这意味着咨询师要以公正和平等的态度对待每一位学生，不因其背景、身份或经历的不同而产生偏见。无条件积极尊重的理念在于为学生创造一种毫无威胁感的环境，在这个环境中，学生能够自由表达自己的感受，而不必担心遭受拒绝或歧视。

在这种无条件积极尊重的氛围中，学生感到被真实对待，从而更容易敞开心扉，分享内心的感受和问题。咨询师的无条件支持有助于建立信任关系，使学生感到安全和被理解，从而促进更深层次的沟通和探讨。这种尊重的态度有助于打破学生可能存在的沉默或保护性机制，为建立有效的咨询关系奠定了坚实的基础。

第三节 心理健康教育的行为疗法

一、行为疗法的理论支撑

(一)行为主义理论

约翰·华生的行为主义理论是对学校心理辅导具有重要影响的心理治疗理论之一。行为主义理论包括:经典条件作用理论、操作性条件作用理论和社会认知理论。虽然其心理学内容不完全一致,但这三种理论都是关于个体学习的发生机制和产生条件的理论,都是以"刺激—反应"的学习过程来解释行为的。行为主义认为,人和动物在行为规律上没有过多区别,都可以用科学的方法进行客观的观测、描述解释、预测和控制。学习这一概念是行为疗法的核心,行为治疗技术的实质是一些获得、消除和改变行为的学习程序。

(二)经典的条件反射

经典条件反射又叫应答条件反射,它是以无条件反射为基础而建立的。一个中性刺激通过与无条件刺激反复结合,最后能引起原来只有无条件刺激才能引起的反应。巴甫洛夫在这一领域做出了突出的贡献,他通过对狗的喂食实验阐述了经典条件作用。给狗喂食物时,把食物放在狗的嘴边,狗开始分泌唾液,这是一种应答性的行为。如果给狗喂食时,用一个中性刺激(如铃声)和食物反复结合,经过多次练习,只给狗铃声不给狗食物,狗也会分泌唾液。当一个中性刺激通过与无条件刺激配对,最后能引起原来只有无条件刺激才能引起的反应,这就是初级条件反射的形成。在初级条件反射的基础上又引入一个新的中性刺激建立次级条件反射。由于人具有概念和语词能力,用概念和语词替代任何具体的刺激物,所以人能够以语词建立极其复杂的条件反射系统。经典条件反射包含以下主要概念:

第一,强化。伴随条件刺激的呈现给予无条件刺激。强化是形成条件反射的基本条件。

第二，泛化。对一个条件刺激形成的条件反应,可由类似的刺激引起。反之,条件反应可迁移到类似原条件刺激的刺激上。泛化可能是许多症状得以维持和发展的原因。

第三，分化。分化是与泛化相对的过程。在泛化发生后,继续进行条件作用训练,但只对特定条件刺激予以强化,对类似刺激不予强化,会导致有机体抑制泛化反应,只对特定条件刺激发生反应,这就是分化。分化意味着有机体逐渐能够分辨刺激物之间的性质差异。分化的形成是选择性强化和消退的结果。

第四，消退。已形成的条件反射由于不再受到强化,反应强度趋于减弱乃至该反应不再出现,被称作条件反射的消退。

（三）操作性条件反射

虽然人类很多行为都是经典条件反射,即应答性条件作用的结果,但许多学者认为,人类更大范围的行为类型是通过操作性条件作用过程获得的。操作性条件作用的关键点在于有机体(动物或人)做出一个特定的行为反应,这个行为反应导致环境发生某种变化,即发生了一个由有机体引起的事件,这个事件对有机体可能是积极的也可能是消极的。不管是哪一种,这个事件都会对有机体后继的反应有影响。如果事件具有积极价值的话,有机体会更倾向于做出同样的行为,如果具有消极价值的话,则会抑制该行为,这自然是一种学习,通过这种过程,有机体"知道"了行为与后效的关系,并能根据行为后效来调节行为。虽然并非一切行为都可通过操作性条件作用来解释,但的确有无数的行为和经验是通过操作性条件作用获得的。既然人们的行为是由行为的后效来塑造的,那么,有意识地设置一些环境条件,使特定的行为产生特定的后效,就可人为地控制、塑造行为。操作性条件作用的治疗原理就在此。操作性条件作用的一些重要概念与经典条件作用的概念有一些共同之处,但也有明显区别,具体如下:

第一，强化。强化是操作性条件作用的核心概念。强化分为正强化和负强化两种。正强化指的是,当个体做出一个行为后,给予一个积极强化物。这会增加个体做出该行为的频率。例如,在咨询会谈中,当事人进行自我揭示,咨询师给予点头、微笑等支持反应,当事人会倾向于进一步的自我揭示。负强化指的是,当个体做出一个行为后,出现一个消极强化物消失的事件,这也会增加该行为的出现频率。例如,当一只不断受到电击(消极强化物)

的老鼠偶然碰到一个杠杆时，电击停止，老鼠以后在遇到类似情景时会增加压杠杆的反应。

第二，惩罚。惩罚是和强化相反的概念，它涉及的是行为的消除机制。和强化一样，惩罚也分正性惩罚和负性惩罚。正性惩罚是指，当个体做出一个行为后，出现惩罚物。以后个体会减少做出该行为的频率。负性惩罚则是当个体做出一特定行为后，他所向往的东西就不会出现，这也会减少做出该行为的频率。

（3）消退。操作性条件作用与经典条件作用的消退概念很接近，它指的是在一特定情景下，如果某人做出以前被强化过的反应，而现在这个反应没有得到通常的强化，那么，此人下次遇到类似情境时，就较少可能再做同样的事。换言之，如果通过积极强化使一种反应的出现率增加了，那么完全停止强化将导致这种反应的频率下降。要使一反应完全消退，需要进行多次消退训练。如果反应在消退期间不时受到偶然强化，则不仅不会出现消退，反而会使该反应更加牢固。因为这种情况已是一种特殊的强化程序了。

由于消退现象的存在，要使一个行为保持下去，就必须不断强化。但如果每次反应后均须予以强化，不仅实际上难以做到，而且不一定是最有效的强化办法。强化程序揭示了不同的强化安排的后效，它为强化方式提供了依据。

二、行为疗法的主要方法

行为疗法基本假定为：异常行为习惯与正常行为习惯一样，都是学习的结果，既然人的行为习惯可以通过学习获得，同样也可以通过学习而改变或消除。因此，行为主义把心理辅导的着重点放在直接消除或纠正适应不良或异常行为上，不去研究、分析行为的内在动机，只以特殊的行为为目标，并通过经典条件作用、操作性条件作用、观察学习等行为治疗技术予以改变。以下阐述常用的行为治疗策略。

（一）宣泄疗法

宣泄疗法，也叫发泄疗法，是指让学生把经受过的心理创伤、不幸遭遇和所感受到的情绪发泄出来的一种治疗方法。宣泄的方式有多种，此处以倾诉和运动为例进行分析。

第一，倾诉。在倾诉过程中，咨询师要主动地引导学生回忆那些不幸的遭遇、痛苦的场面以及产生的情绪，尽量让他们把这些痛苦的情绪发泄得干净；

同时，咨询师还要耐心倾听学生的诉说，真诚理解学生的心情，热心安慰和积极鼓励学生。

第二，运动。运动对于缓解内心的痛苦和焦虑有着显著的益处。积极参与剧烈的体育运动，不仅有助于身体的健康，还能在心理层面产生积极的影响。运动释放身体内的内源性荷尔蒙，如内啡肽，这些物质具有天然的镇痛和愉悦效果，从而减轻情绪上的痛苦。剧烈的体育运动也可以提高身体的代谢水平，促进大脑中神经递质的平衡，对于焦虑症状的缓解有积极作用。运动不仅改善了身体健康，还有助于消耗多余的能量，减轻紧张感，促使身体和大脑进入一种更为平静和放松的状态。此外，参与团队运动或集体活动也可以提供社交互动的机会，建立支持系统，缓解孤独感和心理负担。体育运动在心理健康领域中被广泛认可为一种自然而有效的方法，通过调整生理和心理机制，帮助个体更好地应对内心的痛苦和焦虑，促进身心的全面健康。

（二）满灌疗法

满灌疗法，也叫暴露法、冲击法，就是给予学生能引起其强烈焦虑或恐惧的刺激，从而使紧张焦虑或恐惧消失。满灌疗法一开始时就让学生进入最使他感到焦虑或恐惧的情境中，或采用想象，或观看电影、录像，或直接进入真实的情境，使学生接受各种不同形式的焦虑恐惧刺激，同时不允许学生采取闭眼睛、哭喊、堵耳朵等逃避行为。在反复的刺激下，学生因焦虑恐惧而出现心跳加快、呼吸困难、面色苍白等反应，但其最担心的可怕灾难却始终没有发生，这样最后焦虑和恐惧的反应也就相应减轻直至消退。满灌疗法使用时应注意：确立主要辅导目标，要求学生高度配合。另外，要充分了解学生的身心状况，以免发生意外。

（三）代币疗法

代币疗法又称奖励强化法、代币管制法。代币疗法通过某种奖励系统，在学生出现某种预期的良好行为表现时，立刻给予奖励来强化该种行为，从而使学生所表现的良好行为得以形成和巩固，同时使其不良行为得以消退。代币可以用不同的形式表示，可以是小红旗、带有分值的小卡片、证券等多种形式。咨询师用代币作为奖励，强化学生的期望行为，然后学生可以用获得的代币换取自己喜欢的东西。

使用代币法时，需要注意以下方面：①确定所要改变的目标行为。咨询师与学生都要知道所要改变的行为有哪些，并对此达成共识。②确定代币的类型。代金券、小红花、小红旗或是记录分数等。③选择支持代币的强化物。例如，用代币可以换得食物、水果或参加某种有趣的活动等。与学生商定奖励的内容，这一内容应当是学生感兴趣并想获得的。④建立代币兑换规则，即规定完成哪些行为可以得到代币。

（四）松弛训练法

松弛训练法，也称放松训练法，它是一种通过训练有意识地控制自身的心理生理活动、降低激活水平、改善机体紊乱功能的心理辅导方法。松弛训练法目的在于减轻由情绪上的紧张、不安、焦虑和愤怒而引起的肌肉紧张，以达到精神的放松。一般而言，其方法是紧缩肌肉、深呼吸、释放现在的思想、注意自己的心跳次数等等，帮助学生经历和感受紧张和松弛状态，并比较两者的差异。例如，渐进性放松法，就是在安静的环境中采取舒适放松的坐位或卧位，按指导语或规定的程序，对全身肌肉进行"收缩—放松"的交替练习，每次肌肉收缩 5～10 秒，放松 30～40 秒，经过反复训练，使学生感觉到何种是紧张和松弛，从而提高消除紧张达到松弛的能力。放松训练在学生平时紧张和焦虑时可以使用，特别适宜于考前紧张者。

（五）系统脱敏法

精神病学家沃尔帕的系统脱敏法中，脱敏就是脱离、消除过敏之意。系统脱敏法又称交互抑制疗法，这种方法主要是诱导学生缓慢地暴露于导致神经症焦虑的情境，并通过心理放松的状态来对抗这种焦虑情绪，从而达到消除神经症焦虑或恐惧状态习惯的目的。系统脱敏法由三个部分组成：放松训练；建立恐惧或焦虑的等级层次；让学生在肌肉放松的情况下按焦虑的等级层次进行想象或实地脱敏。例如，当学生对某对象（包括物、人或环境）产生过分敏感的反应时，咨询师可以在学生身上引起一种不相容的反应，如有的学生害怕老鼠，看见老鼠就出现惊叫、心跳加快、面色苍白等不良生理反应。对这种过敏反应，可在学生信赖的人（父母）陪同下，在从事愉快的事情的同时，从无关的话题切入关于老鼠的话题，从图片到玩具宠物，从电视、录音机的形声到真实的老鼠，从远到近，逐渐接近放有老鼠的笼子，鼓励学生去看、去接触，多次反复，直至学生不再过度恐惧老鼠。

脱敏法与松弛训练法结合一起使用的程序如下：进行全身松弛训练，放松身体各部位；建立焦虑刺激强度等级层次，由学生想象从最轻微的情境到最恶劣的情境；焦虑刺激想象与松弛训练活动相配合，让学生做肌肉放松，然后想象从焦虑刺激的最轻微等级开始逐步提高，直到等级最高也不出现焦虑反应为止。若在某一级出现了焦虑紧张，就应退回到较轻的一级，重新进行或暂停。

第四节 心理健康教育的后现代疗法

后现代疗法是一种心理治疗取向，强调对治疗过程的批判性思考，关注权力、文化和语境对心理健康的影响。后现代疗法在20世纪后半叶兴起，对传统心理治疗模式质疑，主张更为包容和多元化的治疗方法。

一、后现代疗法的理论支撑

（一）人性观

现代人对现实的认识存在三种不同的信念：一是现实是可知的，人类对现实的成分和运作可以准确而重复地发现、描述并运用；二是人们往往受困于认知，总试图描述现实，使我们对描述的人有许多了解，却又不太了解外在的现实；三是知识的来源就是知者组成的社群的建构，我们身处的社会现实就是彼此协调所产生的现实。现代主义与实证主义即秉持第一种信念。根据这种世界观，人们相信可以找出基本客观的事实，以及彼此密切相关的包罗万象的普遍适用的理论，使我们越来越接近对真实宇宙的正确认识。但是，以把握事物规律的方式来对待人时，其经验常会去人性化，就好像人在生产线上，人会觉得自己像机器一样。后现代主义者认为，这种现代主义的世界观"客观性"强调事实、可重复的过程和普遍适用的法则，很容易忽视每个人独特而局限的意义。当现代主义的理念把人当成"客观的物体"来对待时，也诱导他们进入被动无能的接受者状态。

现代主义者关注的是事实与通则，而后现代主义关注的则是意义。由此，后现代疗法的治疗师们秉持着四个重要基本理念：①现实是社会建构出来的。②现实是经由语言构成的；③现实是以故事来组成并得以维持的。④没有绝对的真理。后现代疗法的咨询师认为自我不是物,而是叙事活动,认为人生来便处于故事之中,这些故事塑造了他们看世界、看别人和看自己的方法,这些故事规定了经验的模式。人们生来便处于一个社会群体,这个社会群体中的人们正在讲述着各种各样的故事。如同科学理论可以使一些互不相关的现象被联系起来一样,这些故事会为本来看似孤立的生活事件和经验提供一种"内在联系"。此处,故事被当作是人们对自己的经验片段赋予其主观意义的过程,是人们生存的手段和途径。如果没有故事,人们的生活将会支离破碎,人们完整的自我也将不复存在,这些故事不仅仅是对自我的描述或象征,它们同时也是自我的具体化,就是自我本身。故事成了后现代疗法取向的心理学研究的根本隐喻。

后现代疗法认为,人类活动和经历更多的是充满了"意义"的故事,而不是逻辑论点和法律条文,它是交流意义的工具。当事人在选择和述说其生命故事的时候,会维持故事主要的信息,符合故事的主题,往往会遗漏一些片段,为了找出这些遗漏的片段,咨询师会帮助学生发展出双重故事。例如,当事人在后现代疗法中谈到"他的问题故事",而治疗师会引导他说出另一个他自己不曾察觉的部分,进而帮助他自行找出问题的解决之道,而不是治疗师直接给予建议。也就是在咨询过程中唤起当事人生命中曾经活动过的、积极的东西,以增加其改变的内在能量。在后现代疗法中,治疗师最常问的一句话是:"你是怎么办到的?"随后,会将焦点放在当事人曾努力过的,或者他内在的知识和力量之上,引导他走出自己的困境。

后现代疗法并非传统意义上的心理治疗方法或治疗技术的总称,它甚至不仅仅是一种心理治疗的理论,因而后现代疗法不可能有一种像认知疗法那样的简明操作规程。后现代疗法帮助人们打破具有束缚力量的后设叙事,即人们解释自己的生活经验时所依据的主要故事,发现生活中积极有益的经验,并将这些经验串联、扩展,最终在这些经验中生活。当处在冲突与痛苦之中,人们往往对那些与痛苦无关的经验视而不见,后现代疗法就是要帮助人们发现除了当前的生活样式,他还有其他的可能。如在后现代疗法中,对以往经验的记忆不再被看作精神疾患的祸端,而是被看作是希望、力量与选择的源泉。后现代疗法的治疗师认为自己并非专家,而是依靠专业知识,如心理学家的洞察力,来治疗当事人。治疗师是一个促进者,他帮助人们在倾诉与复述过程之中发现生活中永远可能有更加丰富的故事。发现这些故事的途径除了当事人自己的倾诉与复述之外,还包括他们与治疗师或其他在当事人生活中占有重要地位的人之间的对话,这种倾诉与复述能够帮助当事人改变对问题与自身之间的联系的理解,从而形成可以重新构建的、更佳的生活方式。

总而言之,后现代疗法是一种新颖的文化实践,它极大地扩展了心理治疗的范围,使得我们不得不将视野从精神病学转移到整个文化现象上来。在咨询过程中,关于社会与文化对心理问题的影响的讨论往往是很重要的一部分。

(二)咨询理论

后现代疗法的咨询目标是邀请当事人以一种新的语言描述他们的经历。通过此种方法,当事人开启了可能发生的新情景,这种新语言会促使当事人从有问题的想法、感觉和行为中发现新的意义。后现代疗法经常提醒当事人,注意主流的文化的各个方面对人类生活的影响。后现代疗法的咨询师们尽量扩大这种观点,并促使当事人在发现以往有益的经验中创造出独特的新选择。

后现代疗法的咨询师秉承乐观主义、好奇心、坚持性,重视当事人的背景知识、创造一种真正的力量平等的特殊对话关系。合作、同情、反省和发现是这种咨询关系的特点。如果这种关系是合作性的,咨询师需要清楚自己在治疗过程中如何使用和展示权力,这并不意味着咨询师放弃了专业的权威,而是将权威运用于尊重来访者的生活经验,承认他们在自身生活中是专家。这种合作关系被称为"共享权威"。当来访者能够为自己的利益发声时,他们也在积极创造自己的生活。

在后现代疗法看来,当事人经常在一个毫无作用的充满问题的故事里生活,并陷入其中不能自拔。咨询师进入对话之中,并通过提问来努力引出学生的观点、资源和独特的经历。虽然过去已经成为历史,但它有时是提供理解和发现至关重要的差异和独特结果的基础。但是人们毕竟要生活在现在和将来。尽管咨询师会带来乐观的态度而且能促进咨询的进程,但却需要当事人自身创造出新的可能性,并采取行动去实现它。

二、后现代疗法的主要方法

(一)叙事疗法

1. 述说故事——重新诠释故事

后现代疗法主要是让当事人先讲出自己的生命故事,以此为主轴,再通过治疗师的重写，丰富故事内容。对一般人而言，说故事是为了向别人传达一件自身经历的或听来的、阅读来的事情。不过，心理学认为，说故事可以改变自己。因为，我们可以在重新叙述自己的故事甚至只是重新叙述一个不是自己的故事中，发现新的角度，产生新的态度，从而产生新的重新建构的力量。简单而言，好的故事可以产生洞察力，或者使得那些本来只是模模糊糊的感觉与生命力得以彰显出来，并为自我或他人所强烈地意识到。面对日常生活的困扰、平庸或是烦闷，把自己的人生、历史用不同的角度来"重新编排"，成为一个积极的、自己的故事，这样或许可以改变盲目与抑郁的心境。好的故事不仅可以治疗心理疾病和精神扭曲，而且可以使人从中寻找自信和认同，通过令人愉悦、感动的隐喻故事，我们可以重新找到面对烦恼的现实状况的方法，正视我们的过去，并且找到一个继续努力，正向未来发展的深层动机和强大动力。

为了创造生活的意义，人就面对了一项任务，那就是他必须安排自身经验的时间顺序，建立自己和周遭世界前后一致的一份记录。他必须把过去和现在，以及未来预期会发生的事件经验连成线性顺序，才能够建立这一份记录。这一份记录可以被称为故事或自我叙事。这个叙事如果成功，人对生活就会有连续感，觉得生活有意义。简单而言，若要创造生活的意义，表达我们自己，经验就必须"成为故事"。后现代疗法的故事所引发的不是封闭的结论，而是开放的感想。有时在故事中还需要加入"重视他人"的角色，从中寻找新的意义与方向，让当事人能够清楚地看到自己的生命过程。

2. 问题外化——将问题与人分开

后现代疗法的另一个特点是使问题外化，也就是将问题与人分开，把贴上标签的人还原，让问题是问题，人是人。如果问题被看成是和人一体的，要想改变相当困难，改变者与被改变者都会感到相当棘手。问题外化之后，问题和人分家，人的内在本质会被重新发现与认可，进而人有能力与能量反身去解决自己的问题。外化一般采用以下三种方法：

（1）客观化。客观化即将问题和求助者分开，使求助者有空间来审视问题和自己的关系。咨询师或治疗师可以通过修饰求助者使用的语言，使问题客观化。

（2）命名。在经过一段谈话后，咨询师或治疗师可以请求助者对其描述的困扰或经验取个名字，例如，在咨询师与学生沟通中，可以说"和你谈了很多有关在学校里的一些事情，不知道如果要你为在学校里碰到的讨厌的事取个名字，会叫它什么？"在咨询和治疗过程中，求助者的叙述仍不充分时，命名可能会有困难，此时可以以"它"或"这个困扰"来指称，等待咨询和治疗深入时再请求助者命名比较合适。

（3）拟人化。拟人化是较具戏剧效果的方法，是将问题视为有生命的个体，它是有动机、有想法、有感受的东西，它会侵入求助者的生活领域、人际关系。

3. 由薄到厚——形成积极有力的自我概念

一般而言，人的经验有上层经验和下层经验。上层的经验大多是成功的经验，形成正向积极的自我认同；下层的经验大多是挫折的经验，形成负面消极的自我认同。如果一个学生累积了比较多的积极自我认同感，凡事较有自信，就不太需要教师、父母多操心。反之，如果一个学生消极的自我认同远多于积极的自我认同，就会失去支撑其向上的力量，沉沦下去。后现代疗法的辅导方法，是在消极的自我认同中，寻找隐藏在其中的积极的自我认同。后现代疗法的策略就像中国古老的太极图：在黑色的区域里隐藏着一个白点，这个白点不仔细看还看不到。其实白点和黑面是共生的。如果在人的内心，当白点由点被扩大到一个面的程度，整个情形就会由量变到质变。找到白点之后，如何让白点扩大，后现代疗法的心理辅导采用的是"由单薄到丰厚"的策略。

后现代疗法认为，学生积极的心理有时会被自己压缩成薄片，甚至视而不见。如果将薄片还原，在意识层面加深自己的觉察，这样由薄而厚，就能形成积极有力的自我观念。

（二）焦点解决短期疗法

焦点解决短期治疗，主要是20世纪80年代由沙泽夫妇创立的一种后现代心理疗法。作为一种专业的介入，焦点解决的治疗流程与步骤清晰明了，且具有单次咨询的精神，即把每一次的咨询与治疗视为是第一次也是最后一次，因此每一次的咨询构架都是一样的。整个焦点解决短期治疗的咨询次数可为一次或连续多次（平均为五次）。每次咨询的时间约为60分钟。每次咨询的整个过程大致可以分为三个阶段：建构解决的对话阶段；休息阶段；正向回馈阶段。第一阶段约为40分钟，其余两个阶段皆为10分钟。

1. 建构解决对话的阶段

建构解决对话阶段是会谈的主轴,所以我们称之为建构解决的对话阶段,在对话的过程中,咨询师通过"建设性预设问句"所选取的方向、所使用的语言而产生的暗示和教育作用,引导出正向解决问题的思考方式。因此,咨询的过程是注重"改变"的对话历程,在这一过程中,强调正向的、积极的、建设性的取向,则解决之道自然会被引出。

（1）准备阶段。在这个阶段中,咨询师与学生寒暄,简单介绍一个小时咨询的流程。在工作者说明的同时,即引导学生进入正向的会谈中。如果在休息阶段咨询师会使用工作小组的形式,亦需在此阶段让学生知道。

（2）问题抱怨阶段。在这个阶段,咨询师以倾听、接纳、同理的态度,收集学生的抱怨。然而,与其他学派不同,焦点解决学派强调这一过程聚焦于学生已使用过的解决问题的行动,即肯定学生已经做过的有效的事情。同时,咨询师除了反映学生的感受之外,更会暗示事情是有其他可能性存在的,以企图松动学生的负面感受,使学生从抱怨提升为希望改变的目标。

（3）设定目标阶段。设定目标阶段,咨询师会协助学生发展出具体可行的目标,且是学生需要的目标,而非咨询师为学生设定的目标。因为有了目标就会有改变的动力,这里所强调的具体可行的目标指的是正向的、具体的、一小步的、在学生"可控"范围内的、实际可行的目标。目标的形成是咨询师与学生合作的过程,可以使用奇迹式问句、循环式问句、排序、评量式问句等技巧。

（4）探寻解决方案阶段。一旦学生设定了正向的目标,接着咨询师就会协助学生探索自己的资源,以达到所求的目标。焦点解决疗法典型的做法将焦点集中在问题发生的时间、地点、活动等细节上,运用例外式问句、奇迹式问句、评量式问句等引出例外及其解决问题的弹性,并开发学生的内在资源,让学生发现那时自己是如何做到的,从而引出解决之道。与此同时也暗示学生,咨询师相信他们做得到,且他们早已开始做一些有益的尝试。

2. 休息的阶段

通常在第一阶段进行40分钟之后,咨询师会告诉学生要休息10分钟,并稍后回来给予回馈。在学生休息的时间里,咨询师会独自跳出咨询的情境,回顾这个对话历程并加以整理或与协同小组中心成员进行讨论,而后回来提供给学生一些回馈。休息阶段作为焦点解决学派治疗过程的一个整合的部分,这段暂停时间将使得正向回馈更为聚焦，有组织及有方向性。

3. 正向回馈的阶段

焦点解决的治疗过程有着公式化的回馈，在休息阶段之后，咨询师将会用10分钟左右的时间给学生一些回馈。回馈的内容包含：给予赞美和肯定、提供讯息及布置家庭作业。

（1）给予赞美和肯定。赞美的意义在于赋能，通过咨询师对于学生自身和其正向资源、能力的鼓励，使得学生注意到自己原本存在但被忽视的内在力量，改变学生的主观认知，从而提升学生为自己负责的能力与意愿，进而鼓舞学生能持续行动以寻求改变。

（2）提供讯息。讯息的提供，可能是专家的观点或理论，也可能是学生目前正在做而且有效的行动，或是其他一些想法。其目的在于将学生的问题一般化，或是对问题提供不同的意义和观点，同时提供形成家庭作业的脉络。

（3）布置家庭作业。家庭作业就是学生于下次会谈前必须完成的作业或任务，这旨在巩固治疗效果、增强改变信心、实现预定目标。

第二篇　学生发展及其实践探究

第四章 学生发展及其规划

第一节 学生发展的特征与背景

一、学生发展的特征

学生发展是一个综合性、多层次的过程，受到多种因素的影响，这个过程涉及多个方面的发展。

（一）学生生理发展特征

生理发展的背后有许多影响因素，其中基因、营养、环境等起着至关重要的作用。遗传因素决定了个体的生理基因图谱，直接影响到身体的发育和功能成熟。良好的营养是确保学生生理发展的重要条件，而不良的饮食习惯则可能导致生理功能的不协调。环境因素包括空气质量、气候、生活环境等，也会对学生的生理发展产生积极或消极的影响。

（二）学生心理发展特征

学生的心理发展特征在其成长过程中呈现出多层次、多元化的状况。首先，认知发展方面，学生的思维逐渐由简单的感知运动阶段向更为抽象和复杂的形式运算阶段发展，这一认知的演进不仅表现在学科知识的吸收和理解上，还包括对抽象思维、逻辑推理的逐渐掌握。此外，学生的情感发展也是心理特征的重要组成部分。随着学生的成长，在应对压力和情感波动方面，学生需要逐渐培养自我调节的能力，以建立更加健康的情感状态。此外，社会性的发展也是学生心理特征的显著体现。他们在学校、家庭、社交场合中建立了各种人际关系，逐渐形成了自己在社会中的角色认知。社交发展涉及合作、沟通、解决冲突等方面的能力培养，对于学生未来的职业和社会适应能力具有深远的影响。综合而言，学生心理发展特征的多样性和交织性使得教育者需要以全面的视角关注学生的个体差异，制定有针对性的教育策略，以更好地满足学生的心理需求，促进其全面而健康的成长。

二、学生发展的背景

（一）经济全球化下的学生发展

在经济全球化的大背景下，学生发展呈现出与过往截然不同的面貌，这一趋势在全球范围内对学生的成长环境、教育体系以及职业发展产生了深远的影响。

第一，全球化使得信息的传递更加迅速，学生在日常生活中不仅能够接触到丰富多彩的文化、知识资源，同时也需要具备更强的信息获取和处理能力。这对学生的认知发展提出了更高的要求，促使他们培养更为广泛的学科知识和跨文化沟通技能。

第二，全球化也带来了国际化教育的兴起，学生在更早的阶段就有机会接触到国际化的教育理念和资源，这不仅拓宽了他们的视野，还提供了更多选择的可能性，促进了个体在全球范围内的多元化发展。跨国教育项目、国际学术交流等机会使得学生能够更好地适应全球化时代的竞争压力，培养具备国际竞争力的人才。

第三，在经济全球化的浪潮下，学生的职业发展也面临着全新的挑战和机遇。全球产业链的形成使得劳动力市场更具国际性，学生需要具备更强的综合素养和创新能力，以适应未来职业发展的多样性和不确定性。同时，全球经济一体化也为学生提供了更广泛的职业选择，他们更容易地获得国际性的实习和就业机会，促进了全球人才的流动与交流。

当前，经济全球化下的学生发展也面临一些挑战。全球化的竞争压力使得学生在学业和职业上面临更激烈的竞争，心理压力和焦虑成为一些学生面临的普遍问题。此外，文化冲突、价值观念的碰撞等问题也需要学生具备更强的跨文化沟通和适应能力。因此，教育者在全球化时代需要更加关注学生的心理健康，培养其积极应对挑战的能力。

总体而言，经济全球化对学生的发展提出了更高的要求和更广泛的机遇，既为他们提供了更多的选择，又要求他们具备更为全面的素养。在这一背景下，教育体系需要不断创新，为学生提供更适应全球化需求的教育，培养具备全球竞争力的人才。

（二）文化多元化下的学生发展

文化多元化强调不同文化之间的交流、融合与尊重，这对学生的认知、社交以及未来的职业发展产生深刻的影响。

第一，文化多元化为学生提供了更广泛的学习资源。在这样的环境中，学生能够接触到来自不同国家、地区的文学、艺术、历史等多元化的文化表达形式。这不仅有助于丰富他们的学科知识，也促使他们更广泛地了解和尊重不同文化的差异，培养开放、包容的思维方式。

第二，文化多元化加强了学生的跨文化交流与合作能力。在学校和社会中，学生往往需要与来自不同文化背景的同学、教师以及社会成员进行合作。通过与他人的交流，学生能够更好地理解和尊重不同文化的习俗、价值观念，从而培养出良好的跨文化沟通技能。这对于未来进入跨国公司或从事国际合作的学生来说，是一项至关重要的素养。

当前，文化多元化也带来了一些挑战。学生在融入多元文化的过程中可能面临身份认同的困扰，尤其是在不同文化价值观之间的冲突。教育者需要关注学生的心理健康，帮助他们建立积极的文化认同，并培养其对于文化差异的适应能力。另外，文化多元化也要求学生具备更为灵活的思维方式和解决问题的能力。在多元文化的环境中，学生需要适应不同的文化背景，对复杂问题有更全面的理解和处理能力。这有助于培养学生具备创新思维、跨学科能力，更好地应对未来社会的变革和挑战。

总体而言，文化多元化下的学生发展既充满了丰富的学习资源和跨文化交流的机会，又需要面对身份认同的挑战和文化差异的适应压力。在这样的背景下，教育者需要制定更加灵活的教育策略，关注学生个体差异，培养其开放、包容、灵活的思维方式，以更好地适应多元文化的未来社会。

（三）社会信息化下的学生发展

社会信息化下，学生的发展面临着深刻的变革和多重挑战。信息技术的快速发展不仅改变了学习方式，还对认知能力、社交模式以及未来职业发展提出了全新的需求。

第一，学生在信息化时代更容易获取广泛而深入的知识。互联网的普及使得学生能够通过在线学习平台、数字资源等途径获取丰富的学科内容，促进了个体自主学习和跨学科综合能力的培养。然而，学生也需要具备良好的信息筛选和管理能力，以应对信息过载的挑战。

第二，社会信息化改变了学生的社交方式。社交媒体和在线社区成为学生日常生活中不可或缺的一部分，拓展了他们的社交圈和跨文化交流的机会。这为学生提供了更广泛的社会视野，但也带来了网络安全、信息隐私等问题，需要学生具备网络素养和人际交往的适应力。

第三，社会信息化对学生的未来职业发展提出了新的挑战。新兴技术的涌现使得科技创新成为职场中不可或缺的要素，学生需要具备跨学科的知识储备和创新思维能力。灵活的学习态度和适应快速变化的科技环境的能力将成为学生在职场中取得成功的关键。

当前，社会信息化下也存在一些问题，例如，学生可能沉迷于虚拟世界而忽视现实生活，信息过载可能导致学习焦虑等心理健康问题。教育者需要关注学生的全面发展，既注重知识技能的培养，又关心其心理健康和社交能力的发展。

总体而言，在这个信息化的时代，教育体系需要不断创新，为学生提供更具前瞻性的教育，培养适应社会信息化的全面发展的新一代人才。教育者应当引导学生正确使用信息技术，注重综合素养的培养，助力他们更好地迎接未来社会的挑战。

第二节 学生发展的维度与向度

一、学生发展的维度

学生自然发展取向是一个综合性的系统建构，这一系统主要表现为空间维度丰富性的要素结构。所谓要素，是相对于一定的系统而言的，是构成一定系统的组织或单位，这里所说的"结构"，是指一个有机整体的各个构成要素以及各要素之间的相互关系，每个构成要素只有在与其他构成要素有着不可分割的联系时，它才是有机整体的结构成分。分析学生应然发展取向的要素结构，把握不同要素之间的内在联系及其各自在人的发展当中的地位和作用，才能够更好地引导学生走向全面、协调与可持续的发展。

（一）学生发展的维度构成

人类本性不是单一的，而是物质性、社会性、精神性等多重性维度的矛盾统一。人类本性的不同维度决定了其基本需要的不同表现，进而决定了人类活动的基本形式或基本领域划分。物质性活动、社会性活动和精神文化活动是人的三大活动领域。学生作为最富活力的群体，他们活跃于这三大实践领域，通过对象化的实践活动扩充、丰富自身的物质性、社会性和精神性本质，获得不断发展与提升，这是从空间维度分析学生所获得的发展，具体而言，可以相应地划分为物质性维度、社会性维度、精神性维度的发展。三个发展维度相互依托、相互作用、相互转化，共同构成了空间领域学生全面性发展的展开；而每一发展维度，又分别包含具体的发展取向要素构成。我们可以以"发展维度"为依托进一步分析学生发展取向要素的组合形式及其结构关系。

1. 物质性维度

人首先是一种自然生物性存在，自然性或生物性是人类本性的一个基本维度。尽管在文明的进程之中，人的生物性极大地渗透着人类文明与文化的"灵性"，但这些并没有取消人的生物性，人具有与其他生物一样的自然本能需要，而人之生存的第一要义是获得其生命体存续的物质性需要的满足。为满足人对物质生活资料的基本需求，包括生产、交换、分配、消费等内容在内的物质性活动成为人类实践活动的基本领域之一。通过物质实践活动，人获得物质性维度的发展。在当代社会条件下，人的物质实践活动越来越广泛，分工也越来越细化。人们具体是通过职业的选择、业务的活动来实现物质需要的满足，获得发展。因而，学生的物质性发展维度具体包括物质发展取向、业务发展取向的构成要素。

（1）物质发展取向。学生的物质发展取向，是以物质性需要为前提，学生对自身物质占有程度、丰富程度、享受程度的现实追求和把握。物质需要是人的最基本的需要，是人类生存与发展的基础，一定的物质占有是人的最普遍、最基础的发展追求，它为人的其他更高级形式的发展，如社会性发展、精神性发展提供了前提条件。然而，不同的个体，由于对物质的效用与价值的理解不同，对人生发展的总体把握不同，他们对物质占有、物质享受的渴望程度是不同的，他们的物质发展取向便也呈现出鲜明的个体差异性。

在我国经济快速增长、物质财富极大丰富、全面进入小康社会的今天，刺激人们的物质需求成为拉动经济增长的主要方法之一，人们对物质的态度和观念发生了较大的改变，物质享受的渴望指数在攀升，物质富足的追求指数在攀升。可见，只要保持适当的度，这些变化都是正常的、积极的，是时代的发展趋势在个体发展取向上的必然折射。当然，何为适当的度，不同的个体当然有不同的评判标准，但是对于每个人而言，必须坚守的一个底线的度，就是物质发展取向不能凌驾于、僭越于或者遮蔽了人的其他层面的发展取向。如果出现发展取向上的替代性现象，只追求物质的享受与金钱的拥有，而无视道德或精神等层面的发展，导致的将是人的发展的片面化乃至畸形化。

学生的物质发展取向是有特殊性的，学生大多处于经济尚未完全独立或刚刚开始创业的阶段，但这并不妨碍他们成为物质占有欲、物质享受欲最旺盛的群体，他们对自身在物质发展、物质享有层面的期望较高，但这又往往与他们实际的身份、地位以及自身的经济能力发生冲突与矛盾。因此，由学生过高的期望指数与学生实际的发展机会、发展能力的不足而引致的矛盾性，是学生物质发展取向当中凸显的特征。矛盾，既是事物发展的阻滞性因素，同时也可以是事物发展的根本推动力量。同样的，对于学生的发展而言，对于现有矛盾的不断克服与新的矛盾不断产生，推动着他们不断地发展、成熟。学生对其物质发展取向当中矛盾性的正视及克服，将使他们逐渐确立合理的物质观，从而在进行物质发展取向时理性地把握住"合理的度"，将物质的追求置于人的全面性追求当中恰当的位置。

（2）业务发展取向。对物质性生产实践活动的参与是人获得物质资源的最基本的途径，而在分工日益发达与完善的现代社会，这种参与是通过具体的业务发展来实现的。所谓业务发展，有广义和狭义上的不同理解。从广义上来理解，业务发展指的是"在特定的发展阶段，由人的主要身份角色所决定的在其被赋予的主要职责及所需承担的主要任务范围内的发展"[①]。从狭义上来理解，业务发展就是职业发展，是在社会分工体系之下，人在专门化、专业化的职业领域的发展。此处所说的业务发展主要是从广义意义上而言的。例如，学生，由其特定的角色身份所决定，他们的主要业务或是主业是通过学习掌握各种知识和技能；而除了主要业务之外他们还可以参加各种社会性实践活动或者兼职活动，这些是他们的次要业务或者说辅助业务。可见，从

---

① 许文贤. 当代青年学生发展取向研究 [M]. 广州：中山大学出版社，2013：69.

广义上来理解，人的业务发展既具有阶段性，也具有层次性，人生发展的不同阶段，随着身份角色的变换，各有其不同的主要业务担当，同时人的业务担当是丰富的，具有主、次的层次之分。

业务发展取向是人对自身业务发展方向的选择和把握，既包括狭义上的人的职业发展方向的选择和职业发展规划的作出，也包括更广泛意义上的人在不同发展阶段，对由其主要身份角色所决定的发展职责与发展任务的把握。不管从广义上或者狭义理解业务发展，有一点是确定的，业务发展是人的重要的发展领域，是人们获得现实的或潜在的发展资源的重要途径。因而，我们可以把业务发展划归为人的物质性维度发展的范围。

现代社会，随着科学技术的突飞猛进，生产力发展水平的大幅提升，学生的实践领域更加广阔，机会更加多样，与此同时竞争也更加激烈，风险性更加凸显，不管是处于求学阶段的学生还是处于创业初期的学生，他们对自身的业务发展都倾注了更多的心血，寄予了更高的期望。但由于受到工具理性的片面影响，学生的业务发展，往往只是从外在层面、技术层面，从可量化的指标层面来进行，如仅以分数来衡量自己的学业发展情况、仅以薪水作为自己职业选择的唯一标准等。这说明，相当多学生的业务发展取向具有外在化、指标量化的倾向，却忽略了业务发展的真正内核在于主体的独特个性以及创造性的充分激发，唯其如此，才能使学生在竞争激烈的时代真正把握住发展的机遇、获得发展的资源。因此，在机遇与风险并存的时代，学生应当牢牢把握住业务发展的合理方向，不管是学业的发展方向或者职业的选择方向都应当超越短期化、功利化、指标化的倾向，着眼于长远的规划、可持续的发展，并在与社会发展的总体方向保持一致的基础上，使之朝向更富创造性与个性化的方向发展。

2. 社会性维度

社会关系的丰富意味着人的社会性本质的提升。一个社会交往面广、社会活动积极的人，占有、掌握着丰富的、多样的社会关系，在复杂的社会生活中充当着主导者，能够挥洒自如地运用多重的社会关系，把握住发展的机遇，获得最大可能的自主性与自由性；而一个社会交往面狭隘、社会活动消极的人，复杂、多变的社会关系对他只能是一种外在的异己的力量，无法支配这一力量，反而被这一外在的力量所牵制。因此，在社会生活中、在自我发展的过程中处处感受到的只能是不自由与受压制。社会关系的丰富又是通过广泛的社会实践活动而获得的。因而,学生需要通过法律、道德等广泛的社会性活动,获得现实社会关系的拓深与扩展,从而提升自身的社会性本质,这是学生社会性维度发展的展现。政治发展取向与道德发展取向是学生社会性发展维度的主要取向构成要素。

(1)政治发展取向。政治现象不是从来就有的,而是人类生产和生活发展到一定阶段,出现阶级、进入文明社会的产物,从而进一步明确了人的政治属性的本质性及条件性。人的社会性决定了人的政治性。人必然结合成社会,通过生产与交往的关系才能获得生存与发展。有交往关系就会有利益调节与行为协调的必要性,政治应运而生。可见,在文明社会中,政治性是伴随着社会性的人的基本属性,政治需要是人的根本需要,而以丰富和充实人的政治属性、提升人的政治需要为目的的人的政治发展是人的发展的重要内容。

一位公民,在一个国家、市镇、学校、教会、商行、工会、俱乐部、公民社团以及许多其他组织的治理部门中,处处都会碰到政治。政治是人类生存的一个不可避免的事实。每个人都在某一时期以某种方式卷入某种政治体系。事实上,随着政治民主化进程的快速推进,生活于现代社会的人们不仅时时处处被动地与政治相联系,更重要的是他们越来越作为真正的政治主体积极地参与政治、选择政治,他们拥有广泛的政治权利,是政治行为的实施者、政治规范的制定者、政治制度的创设者与铺设者。即便是处于求学阶段的学生,他们作为政治主体而参与政治的客观可能与主观愿望都得到了扩充,由此也对学生政治参与的能力、素质、水平提出了更高的要求和期待。

学生的政治参与及政治行为是以其政治发展取向为前提和依据而作出的。所谓政治发展取向,就是人们以获取一定的政治利益为前提,以特定的政治观念为内在依据,对自身政治发展方向的选择和把握。政治具有鲜明的阶级性特征,它总是为了维护特定阶级、特定群体的利益而存在。现代社会利益主体的多元分化,也使得政治一改过去权威垄断,更多地具有了民主化的色彩,不同的利益主体有了多样的政治诉求与政治取向的可能。

在民主、开放与多元的社会,学生的政治认同与政治发展取向呈现多样化与层次化特征,无可否认,这是时代进步的表现。在一个拥有更多政治宽容的时代,人的民主自由、民主权利得到了最大程度的尊重。但是,更无可否认的是,政治具有阶级性,它代表着旗帜、代表着方向。作为未来发展主力的学生能否顺应时代潮流,把握住正确的政治发展方向,不仅关系到学生自身的发展,更直接关系到未来社会的发展是趋向和谐、有序,抑或走向失衡、出现混乱。因此，我们应当尊重多样性、承认层次性，从总体上肯定只要沿着正确的发展方向、沿着人类文明进步的方向，就是具有现实合理性的政治发展取向。但同时，更要着力提升学生的政治发展需要，鼓励他们勇于担当，积极奋进，为实现历史赋予的政治使命而奋斗。

另外，政治内含着法律，政治的发展必然意味着法制的完善，政治的民主化进程必然内含着法治化的过程。在这一过程中，完整的法律体系的建构固然重要，但最根本的还在于引导公民树立正确的法治观，提升他们对社会主义法治的价值认同，培养公民的法律意识、提升其规范意识。唯有从观念深层真正扭转人们无视规则的观念惯性，树立对代表人民意志的法的真正敬畏之心，认可法律的神圣性，公民才能够做到自觉守法，行使法律赋予的权利，履行法律规定的义务。对于社会而言，完善的法治环境是发展的最重要的保障；对于个体而言，具备法的精神、法的素养是他发展的重要资源，他将因此而获得更多的发展机遇和更广阔的发展空间。

因此，在强调学生合理的政治发展取向的同时，不能忽略在法治化社会，合理的政治发展取向必然内含着合理的法律发展取向。法律作为阶级社会特有的现象，有着鲜明的阶级性。当代中国社会经济成分的多样化、组织形式的多样化、物质利益的多样化，必将带来政治观念、法律理念的多元影响。因此，当代学生面临着复杂的法治建设环境，他们必须了解人治的法的落后性本质，自觉地以代表人民意志、以人民权利为根本归宿点的社会主义的法为取向，培养法的精神，提升法的素质，养成文明守法的行为习惯。

（2）道德发展取向。道德，从现实性层面而言，是建立在一定社会经济基础之上的上层建筑，是调整人类行为的规范和准则的总和。与政治包括法律所采用的强制性的行为规范与利益关系调节手段所不同的是，道德是通过社会舆论、传统习惯、内心信念等软性的力量来达到规范行为、调节关系的目的。道德于社会的发展、于个人的发展都是必不可少的。社会的发展需要道德，作为政治、法律等硬约束的有效补充，道德以其特有的软方式规范社会成员的行为，调节社会成员间的关系，以谋求社会的和谐、有序发展。从这一点而言，道德是社会进步的重要杠杆。个人的发展需要道德，道德能够约束人的欲望、捍卫人的尊严、规范人的行为，以保证个人能更好地适应社会并获得更好的发展。从这一点而言，道德是个人进步的重要支柱。人类社会需要道德的发展，它是社会文明、进步的重要体现；人类自身需要道德的发展，拥抱人性之善美的体现。

道德是人的内在本质追求，是个体生存与发展的需要，而人的道德又是逐渐发展、养成、提升的。道德作为行为的规范、利益关系及其他社会关系的调节手段，是外在于人的，需要通过有目的的教化活动而逐渐地将一定社会的道德规范内化为人们内在的德行修养，进而外化为人的自觉的道德实践。实践又是人的品性提升、意志磨砺的必然途径，因此，人的道德发展正是从内化到外化，再在实践的过程中上升到更高层次的内化这样的动态过程中实现的，表现为人的道德认知的提升、道德心理的成熟、道德实践的稳固。道德的发展贯穿于人成长的整个过程，处于不同年龄阶段与发展时期的人，有着各不相同的道德发展的特点与重点。对于学生而言，不确定性与可塑性的发展特征，既使他们具有强烈的道德发展、提升的主观需要，也使他们面临着广阔的道德发展的客观空间。无疑，他们是道德发展的重要主体。

　　道德具有阶级性与层次性特征。在多元开放的当今时代，代表不同阶级与阶层利益的道德要求并存，先进的、落后的、积极的等多种性质、多种层次的道德形态相互充斥，构成了非常复杂的道德发展状况。因此，学生的道德发展取向非常重要。所谓道德发展取向，即学生依据对道德价值的判断，而做出的关于道德发展方向的选择。不同的道德发展取向，导致学生不同性质和不同层次的道德发展。有的学生把道德视为纯粹的工具和手段，以绝对的自我利益的获取为道德发展取向的根本依据，他们实际上是朝向自私自利的负向发展。有的学生则在道德底线所筑构的广阔范围内，进行道德发展的取向，他们所追求的仅是一种普遍性道德发展境界，也即个人的道德发展水平并未越出一定道德体系的"不应当"范畴，但又未达到其"高尚"程度的发展境界。也有的学生超越自我狭隘的利益追求，自觉地以社会、国家利益的维护和实现为道德选择的依据，他们所追求的是一种善的、高尚的道德发展境界，即与一定社会的先进性道德要求高度一致的道德境界。

　　需要注意的是，在当今开放与宽容的时代，学生当中层次分化明显的道德发展取向的存在是必然的，也是合理的，但同时也意味着必须加强对学生道德发展的方向性引导。偏离了历史进步的方向，以个人或小团体的利益为主导的道德取向只能导致道德发展的滑坡乃至堕落；而如果仅把道德的追求停留在道德底线的恪守上，尽管也会获得最大的道德宽容，但却既不足以为社会的发展创造良好的道德氛围，也不足以为个体的发展提供必要的发展动力，因而它并不是我们时代所倡导的应然性的道德发展取向；只有超越小我利益，自觉地沿着先进的，代表大多数人民群众利益，符合历史进步方向的，才是应然性的道德发展取向,才能引领社会朝向和谐、有序的发展,引导个体朝向全面、协调的发展。

3. 精神性维度

精神性是人类本性的另一基本维度。人类不仅仅是一种生物性存在,同时还是一种超生物性的精神性存在。学生更拥有对广阔精神世界的本质渴求和对生命意义的不懈追问,在这种渴求与追问之下,他们获得不断地超越动物本能,超越物质吸引,超越自我蒙蔽的勇气与力量,从而不断地获得精神发展的动力。只有在精神领域获得真正的自由和发展,学生才可能立足现实而又超越现实,在纷繁复杂的现实世界保持高度的反思意识、批判意识、否定意识,给自我的生命活动予超现实的价值指引与意义规约,在不断的自我否定当中实现自我的更新、自我的超越。因此,精神发展是学生发展的重要维度。

所谓精神发展,即随着学生实践活动的增多,心理状态的成熟,以及价值经验的丰富,他们的思维、认知水平逐步提升,情感日益丰富、意志日趋坚定,理想、信念趋向稳定并朝向深远发展的过程。精神发展具有目的性与方向性,学生需要通过具体的精神发展取向来选择和把握精神发展的方向,建构精神发展的目的。精神发展取向不同,意味着学生精神活动的方向与目的的不同、层次定位的不同与理性指导水平的不同,这些都将导致学生的精神发展状况、发展结果与发展境界的不同。例如,有的学生沉溺于感官上的精神"享受",其实质是一种精神的空虚;有的学生缺乏对人生意义深邃的思考,精神世界单调而贫乏;还有学生向往超俗与审美的精神境界,对人生价值与意义有着独特的理解,精神世界丰富而深刻。

当前,在人们的物质生活水平获得了大幅的提升,精神需要和精神的发展越来越成为人们关注的重点。与物质发展具有明确的指标量化、数据量化的评判标准所不同的是,精神发展是抽象的、主观的、个性的,很难有统一的、客观的衡量与评价标准,尤其是在多元文化强烈碰撞的开放性时代,我们应当肯定精神发展取向多样化、层次化、个性化表现的合理性,同时加强对学生精神发展取向的引导,引导他们遵循文明进步的方向,构建积极、协调、丰富、深刻的精神发展取向。唯有如此,才能使学生超越即时的精神满足,进行深层次的生命意义与终极价值的追问,获得真正意义上的精神发展,使学生的精神空间不断拓展、精神自由不断提升、精神体验更加丰富、精神个性更加丰满、精神秩序趋向和谐。

精神发展是一个复杂的概念，涉及人的主观领域包括认知、情感、信念及信仰等多项内容。精神发展取向也相应地涵括了这些方面的内容构成。为了更好地把握学生的精神发展取向状况，此处分别从以下方面分析：

（1）学生对自身认知发展方向的把握。认知在这里主要是指个体在实践和与他人交往的过程中，通过感知、观察，形成判断与推理，获得关于他人、自我和社会信息的一种心理活动。认知发展是人的精神发展的基础，个体对自我、他人、社会的探求是无止境的，这也意味着人的精神发展蕴含着无限的空间。认知发展的方向关系到学生获得信息的真实性和可靠性。学生对内外在信息的接纳、加工、保存和提取必须建立在客观事实的基础上，符合历史进步的方向。依此而获得的良好的主观认知，一方面，能够使个体比较清晰地了解自己，把握自我，看到自己的价值，认清自我的发展方向，督促自我不断地提高和完善；另一方面，也能够使个体认清社会的发展方向，主动顺应时代的发展潮流，在社会发展的轨道中摆正自我的位置。因而，良好的认知给予学生的发展恰当而积极的指引，它是学生精神充实与发展的基础；而错误的认知则使学生对自我、对他人、对社会的把握出现偏差，对其发展产生误导，更使学生的精神发展失去必要的基础。

（2）学生对自身情感发展的把握。情感是人的精神存在的生动体现，情感丰富的人对自我、对他人、对世界都有着敏锐的体察和深刻的感悟，因而他的精神世界是充盈的、充满活力的；而情感贫乏的人缺乏对自我、对客观外在基本的关怀和体恤，因而他的精神世界是贫瘠的、了无生气的。人的情感发展的过程也是其精神充实与发展的过程。人的情感具有丰富的表现形式，情感的发展表现出一定的层次性与方向性。从层次性而言，既包括生存性情感，如基本需要获得满足时的满足感、舒适感，建立在自我认知基础上的自尊感、自我悦纳感，通过基本交往关系而获得的人际情感、职业情感、归属感等；也包括发展性情感，主要是在追求高层次发展的过程当中产生的使命感、成就感、抱负感、超越感等。

生存性情感处于较低的层次，它所指向的对象是个体性的，具有自我局限性，情感表现的感受性色彩较浓；而发展性情感处于较高的层次，情感指向的对象往往是超越个体的社会、国家，情感表现具有鲜明的理性色彩。从情感发展的性质与方向而言，除上述积极、正向的情感体验外，在竞争激烈的当今时代，人们容易滋生消极、负向的情感体验，如自卑感、自我否定感、失落感、受挫感等。对于学生而言，他们的心理与情感尚不成熟，情感起伏较大，处于快速发展的时期，他们的情感丰富、细腻、感受性强但持久性、稳定性、理性欠缺；情感投入容易局限于自我的狭小范围，形成自我中心，情感的浅表性特征明显，缺乏对他人、对社会的情感关注，情感的超越性、深刻性不足。然而，只有超越狭隘的自我，把自我与他人、与社会紧密相联，从更广阔、更深刻的层次丰富与发展人之情感，才能真正显示人之为人的高贵，使人获得真正的身心愉悦感与幸福感。因而，加强对学生情感发展的引导，帮助他们摆正情感发展的方向，提升情感发展的层次，具有重要意义。

（3）学生对自身信念发展的把握。信念与信仰是认知、情感和意志的有机统一体，明确的认知、强烈的情感、坚定的意志是人的信念、信仰形成的共同基础。因而，信念和信仰是人的精神存在的核心，是人的精神状态的集中表征。人的发展不可能停留在对物质的求索上，对精神世界的向往和追求更体现了人的发展层次，其本质标志就是人的信念与信仰水平。

同作为人的精神表现形式，信念与信仰具有高度的相关性，它们都以"信"为前提，不相信的东西当然不会成为信念或信仰的对象，但两者是有区别的。信念是指人对某种现实或观念坚信不疑并身体力行的精神状态；而信仰是信念最集中、最高的表现形式，是人们关于普遍、最高（或极高）价值的信念。信仰把某种价值信念置于思想和行动的统摄地位上，使人的整个精神活动以最高信念为核心，形成一个完整的精神导向，高屋建瓴地指导着人的各种具体的价值活动，在根本上影响着人的精神生活质量。因而，信仰是人的全部价值意识的定向形式，是人的精神状态的最高表坝，信仰的偏差会造成人生道路和社会发展的方向性错误。

学生处于信念、信仰形成与发展的关键时期，他们有怎样性质的、何种层次的信念与信仰，反映了他们对人生价值与意义追寻的深度和广度，显示了他们的精神世界的丰富性、深刻性程度，这种状况不仅决定了学生自身能否获得持续性、长远性发展的精神动力，而且还直接影响着社会的和谐与可持续发展。另外，学生在对事物观察、在各种思想文化观念对话与碰撞的矛盾中学习成长，批判与怀疑是他们在探究世界、形成稳定价值观，进而建构坚定信念、信仰体系的过程中常常持有的态度。他们一方面容易偏向相对主义、怀疑主义，难以形成坚定的信念、信仰，出现信念、信仰的"真空"状态；另一方面也容易受到错误的文化思潮、价值观念的误导，出现信念、信仰的偏差。信念、信仰本身是多要素、多层次构成的体系，既包括具体的个人生活层面如学业、事业等内容要素，也包括抽象的社会性层面如政治、道德等内容要素。而后者无疑对个体的发展、社会的发展有着更为深远的意义。

第一，政治信念、政治信仰。政治信念是人对某种政治理念、政治学说的深刻的信服。而在人的一系列政治信念中，处于价值最高层和最核心的政治信念，形成了人的政治信仰。政治信仰处于绝对的统摄地位，对人的政治选择、政治行为起到根本的导向作用。人是政治动物，政治信念与政治信仰是构成人的精神世界的重要内容，没有政治信念与政治信仰的人，其精神世界是空泛的，缺少激情与动力的。政治信念与政治信仰又具有鲜明的阶级性、明确的方向性以及多样的层次性，个体对自身政治信念与信仰方向与层次的把握，至关重要。

对于学生而言，政治信念与信仰所具有的抽象性、原则性特征不易为理性意识相对薄弱、注重感性具体的学生所接受，加之处于开放性时代，学生受到纷繁复杂的政治思潮的冲击和困扰，他们的政治信念与信仰容易发生摇摆，难以坚定、持久。这显然在很大程度上对学生的发展，乃至对社会的发展产生了负面的影响。因而，我们需要关注学生的精神发展取向，应当重点加强对其政治信念、信仰的引导，要在普遍性层面引导学生建立共同信念。无疑，唯有具有坚定而正确的政治信念与政治信仰的人才能真正把个体的发展与社会的发展有机融合，在社会发展的必然轨道中把握自我的位置，以个人的力量贡献社会，同时亦从社会获取个体发展的最大资源。远大的政治信念与信仰能使学生获得超越狭隘自我，勇于担当社会责任、历史使命的成就感、满足感和愉悦感，他们的精神世界因此而更加充实、深刻，他们也因此而获得了超越性、持续性发展的广阔的精神动力。

第二，道德信念、道德信仰。道德信念、道德信仰是人的信念、信仰体系的另一核心内容。道德从其根本而言，是人类精神的自律，是人的内心的自觉，它必然需要依托于信念和更高层次的信仰才能存在。信念与信仰是道德的根本，失去了"信"的支撑，道德不可能上升为人的精神的自觉。道德信念与信仰的对象是特定的道德法则、道德理念和道德价值，具体个体的道德信念与信仰表现出了鲜明的方向性与多样的层次性。越是开放与宽松的时代，越是需要个体内在自觉的道德律令，而把握自身道德信念与信仰的方向与层次尤为关键，尤其是对于学生而言，由于思想的不成熟性、不稳定性，他们容易在性质与层次多样复杂的道德价值观念中摇摆，不易形成坚定而正确的道德信念。因此，引导学生把握信念、信仰的方向，提升信念、信仰的层次，具有重要的意义。

在信念与信仰的方向上,正向的、积极的道德信念与信仰表达了学生对"应然"、对"善"的合理理解与主观信服,它是人的精神世界的根本支撑,是人区别于动物高贵性的根本体现,指引着学生超越自身的实际存在,向着善与美的道德境界不懈追求。而如果信念和信仰的对象本身是陈旧落后的,那只能给个体的发展、社会的发展带来阻滞。在信念与信仰的层次上,越是能超越狭隘利益,站在更高的位置上自觉追求完善、高尚道德信念与信仰的人,就越能在给予和奉献中深刻领悟人生的价值与意义,深深体会幸福感与愉悦感,获得精神的升华;而如果一个人仅把道德的信仰、信念停留在底线的道德要求上,他将无法真正领悟人类善与美深邃的精神力量,无法体会到付出和给予所给人带来的真正的精神愉悦,更无法获得心灵的和谐与精神的超越。

人生必然要历经过去、现在与未来三个时间向度。其中,过去属于人的经验领域,现在属于人的存在领域,而未来则属于人的发展领域。对于成年人而言,他们的三个时间领域是相对平均的;对于老年人而言,过去的时间领域远大于未来的时间领域;而对于学生而言,未来是压倒一切的时态,以未来为本位,面向未来,追求超越与发展,是学生的主要使命。因而,学生更需要合理的、超越性的精神发展取向对其发展的导引。充实而正确的认知、丰富而深刻的情感、坚定而合理的信念与信仰构成了学生应然的精神发展取向,它使学生获得广阔的精神空间和深厚的精神动力,在这一精神力量的牵引下,学生得以不断地否定自我、否定现存,向着理想的存在状态不断跃升。

(二)学生发展的功能结构

1. 功能结构的方式

学生的发展取向要素并非平行并列的关系,为了把握它们之间的多重、复杂关系,必须进行取向要素结构方式的分析。所谓要素结构方式,也即在一个结构中,各构成要素的相互关系和结合方式。此处把发展取向要素看作一个体系,以物质性发展维度、社会性发展维度、精神性发展维度为依托和基本框架,进行要素的归类和组合。如此,建构相对完整的、层次分明的取向要素结构,从中我们便能够比较清晰地把握各取向要素在结构中的地位,以及它们之间的多重性关系。

(1)物质性发展维度及其取向要素构成,在要素结构中处于基础性地位。物质发展取向、业务发展取向是学生其他发展取向要素构建的前提和基础。

人首先作为一种生物性存在，物质生活资料的生产、物质需要的满足对于全部人类生活具有首要的决定性意义。对于有目的、有计划的人类发展实践而言，对物质性发展的预期与构想是其他各领域发展预设的前提和基础。学生也是如此，通常他们总是在试图解决生存性问题以后，才会有在社会性领域对政治发展、道德发展的规划与把握，精神性领域对精神丰富与发展的期待与设想。由此，我们应当理解，为何在面对激烈的就业竞争，面对生存的压力时，学生往往只能选择先考虑生存问题，有了生存的保障，他才有可能去考虑更高层次的发展的问题、社会活动的丰富问题，以及精神生活的提升问题。

（2）社会性发展维度及其取向要素构成，在要素结构中处于保障性地位。人类本性的社会性之维度决定了人有社会秩序的基本需要，为了满足这一基本需要，在人类的实践活动当中便分化出了一个专门生产社会秩序的活动领域。政治（包括法律）活动、道德活动便是这一专门的活动领域。所谓社会秩序，就是人们之间的某种有秩序的交往关系。为维护最大多数人的利益，必须对个体的自由选择范围进行限定，对个体的行为进行规范，对个体间的交往关系进行协调，这样一些合理、有效的规范、手段的制定，就是秩序的生产。社会秩序对于人的生存是必然的，它是人类物质生产与精神生产得以进行的保障条件，社会秩序的缺失不仅使人的物质性生产活动出现混乱，也不可避免地阻滞了人的精神文化活动的推进，从而使人的生存陷入全面的危机。学生正确的政治（法律）发展取向、合理的道德发展取向将极大地提升他们的社会性本质，使他们获得良好的社会规范意识，能够自觉地调整自我与他人的利益关系，更好地融入社会。脱离社会，没有自觉的规范意识，没有对利益关系的有效协调，就无法形成有序的社会秩序，人的物质性实践活动、精神文化活动都将失去现实性的条件保障而无法正常进行。从这一点而言，学生政治发展取向与道德发展取向是其物质、业务、精神等发展取向要素建构的必要条件保障。

（3）精神性发展维度及其取向要素，在要素结构中处于灵魂核心地位。只有精神才是人的真正本质，精神也是人的最深层次的本质，人用"精神"这种特有的主观形式表达了自己对生命意义和价值的深刻理解，对拥有超越于身体的心灵世界和超越于物质的意义世界的本质渴求。

精神发展取向在取向要素结构中处于人们的核心地位。没有了精神，人就失去了鲜活的生命力。当学生对生活意义感到迷茫，处于意义缺失的情况下，他的物质性活动和社会性活动都将失去意义的引领，缺乏根本的动力支撑，甚至失去属人的自觉性实践特性。精神的发展、意义的追寻对人的物质性、社会性实践活动都起着必要的激发和提升作用，它将引导人超脱狭隘的动物性本能，使人的活动从自发状态走向自觉状态，真正获得属人的实践品性。人对自我发展的整体把握和总体构想，既是以其对人生意义的思考为起点而展开，同时也是以人生意义的真正获取为最终目的，对丰富性、完善性精神的向往和不懈追求贯穿于人生发展的始终，对人的其他层面的发展起着根本指导的作用。从这一个意义上精神发展取向在人的发展取向结构体系中处于核心统领的位置。

因此，不同维度的发展取向要素之间显然存在着一种互相依存、互相促成、互为条件的关系，缺少其中任何一项，又或是其中某项发展取向要素具有不合理性，都会在整体上对其他发展取向要素产生负面影响，导致学生的发展出现偏向。正因为如此，本书特别强调学生发展取向建构的全面性、合理性，唯有在这样的取向体系的导引之下，学生通过全面的对象化实践活动，才能逐步获得全面与协调的发展。

2. 功能结构的状态

学生发展取向要素结构在整体上呈现两种不同的状态，要素结构的和谐性状态与要素结构的冲突性状态。所谓要素结构的和谐性状态，也即发展取向各要素各自处于恰当的位置，发挥应有的作用，各要素之间相互适应，相互协调，良性互动，互相促进。要素结构的和谐性状态是应然性、理想化状态，要素结构的冲突性状态必然要朝向和谐性状态调整、转化。所谓要素结构的冲突性状态，主要有以下两种表现：

（1）取向要素的不平衡状态。片面强调某一方面的发展而忽略或替代了另一方面的发展，即出现取向要素结构的失衡，这种现象，在人的发展进程当中比较普遍，常常是由于社会发展的片面误导而出现。例如，古代时期，在人的发展问题上出现片面强调人的道德发展，抑制人的物质发展，导致人的道德发展取向对其他发展取向的抑制；在高度集权的计划经济时代，我们在人的发展问题上出现单一强调人的政治发展，政治发展取向遮蔽了人的其他层面的发展要求；而在市场经济时代，我们在人的发展问题上又出现物质发展取向冲击与替代了人的精神发展取向的失衡现象，造成物质富有与精神贫乏的冲突。不管是何种形式的取向要素结构的不平衡，都会导致人的发展的片面、单一。

（2）取向要素的异质性状态。异质性，也即性质上的不一致、不匹配。取向要素的异质性主要表现在个体发展取向与社会发展方向的不一致，出现异质性。异质性是发生冲突、产生矛盾、发生内耗的根源，它必然使得学生的发展陷于困顿，甚至出现发展的倒退。

二、学生发展的向度

当代学生的发展取向体系是一个时空交错的系统建构，仅仅从学生发展维度（空间组合的维度），分析学生发展取向体系的要素结构，这对充分、客观认识学生发展取向这一复杂系统是不够的。我们还必须从时间向度，对学生的发展取向体系作层次结构的剖析，对其层次结构关系作系统把握，以期能够更好地引导学生在发展向度上获得可持续性的发展。

发展是学生的主题，他们面临着广阔的未来领域，从纵向时间向度我们把面向未来的学生的发展取向分为三个层次：短期发展取向、中期发展取向以及长远发展取向，这三者之间紧密相扣，纵深递进，存在着密切的内在联系。把握这三个层次发展取向之间的结构关系，才能更好地引导学生由近渐远，逐渐深入与深化地进行自我发展的建构，从而走向可持续的发展。

当代学生把握自我发展的方式已经发生了重大的转变，由过去既定方向下对工具、手段的选择和把握转变为对自我发展方向、目的的选择和把握。发展取向正是学生从方向选择、目的选择的层面把握、调控自我发展的重要方式。在学生选择权限仅局限于满足既定方向与目的的工具、手段选择的情况下，他们的主体意识、自我意识的水平和能力不仅没有被激发，反而处于被压制的境地，这时的学生并不需要是自主、独立的人，而只需是被动、顺从的人。当代学生从对工具、手段选择向对方向、目的选择的转变，使其选择权限发生了根本性的变化，这对他们的主体意识，以及理性、自觉认识自我的能力提出了全面提升、实现飞跃的发展要求。同样是方向性与目的性的把握与建构，短期发展取向、中期发展取向和长远发展取向三个不同的层次更鲜明地展示了学生对自我、对社会认知与把握的理性程度、自觉性程度纵向深化的过程。学生应当层层递进地进行三个层次发展取向体系的建构，分别发挥它们各自的功能，把握好三者的关系，唯有如此，才能够确保自身获得可持续的、超越性的发展。

（一）短期发展

短期发展取向在学生纵向发展取向体系中处于基础性地位。短期发展取向更多的是学生感性、具体的认知自我和社会的结果，以此为基础，才会有深化的理性认知，也才会有学生纵向深入的发展取向建构。人具有自我意识，能够反身观照自我和反思自我。人对自我的认识，需要经历从片面到全面、从感性认识到理性认识的能动的飞跃过程。感性认识是人对自我认识的基础形式、初级阶段，主体一般据此而确立短期行为的方向和目标。理性认识是人对自我认识的深化形式、高级阶段，是人对自我本质的全面、客观的把握，没有主体对自我的理性、客观、全面认识，也就不可能有建立在此基础上的主体的纵深化发展方向与目的的认定。因此，正如主体无从跨越感性认识的阶段而直接进行理性的认识一样，脱离了主体的短期发展取向，其中期、长远的发展取向也就失去了根基，成为虚无缥缈的空想。

（二）中期发展

中期发展取向在学生纵向发展取向体系中处于必要的承接地位。一旦学生明确了短期的发展方向，并付诸现实的发展实践活动，他所必须进一步考虑的就是如何使其发展获得纵向的深化，获得可持续性的问题。因此，学生必须突破具体、感性的利益关注，去思考在较长的未来领域应当如何选择发展的方向、把握发展的机遇、获得更大的突破的问题，这就是中期发展取向的建构。中期发展取向，介于短期发展取向与长远发展取向之间，处于必要的承接地位，没有它，也就无法体现学生的自我把握、自我建构的纵向深化的过程性。一方面，中期发展取向建立在短期发展取向的基础上，是短期发展取向的深化，是学生对自我发展的把握从感性阶段向理性阶段的过渡；另一方面，中期发展取向又是长远发展取向的基础，它推动着学生进一步去思考关于终极性生命意义的问题，并以此为支撑而明确其长远的发展方向与发展目的，对"将成为什么样的人"作出铿锵有力的回答。

（三）长远发展

长远发展取向在学生纵向发展取向体系中处于核心地位。长远发展取向是学生最高理性水平的生动体现，也是其超越性发展的根本体现，在学生纵向发展取向体系中处于核心地位。"长远"在时间的向度上蕴含着丰富的意味，如果短期与中期都有比较明确的时间界限，而长远则是以生命为界限不断延伸的。短期、中期发展取向与现实生活之间一般具有一种直接的、硬性的关联或搭挂，而长远的发展取向与现实生活之间则一般地具有一种间接、虚拟的关联或搭挂。因为如此，长远发展取向容易脱离现实的基础。因而，长远发展既需要学生有充足的对未来发展的热情与激情，更需要学生有客观、理性的对自我内在尺度与对社会外在尺度的认知。因为对未来理想世界的观念建构与积极追求是人的本性，但"对理想世界的创造却必须以继承和接受历史上形成的物质和精神的社会条件为前提。人们只有在先辈留下的社会环境中从事与前辈相同的活动，才能进而通过自己的改变了的活动去改变现实，去创造更加完善和美好的理想世界。

因此，对理想世界的创造，作为人类的一种天性，本质上是一种对于限定的超越。寻求超越，必须在观念中把握限定，这种限定来自两个方面：一是外部世界的存在状态、固有本质、运动过程和发展规律，它们作为一种物种的尺度，构成了人类活动的外在尺度；二是主体的存在方式、内在需求和能力结构，它们作为一种人的尺度，构成了人类活动的内在尺度。因此，学生必须通过理性的思虑，将外部的物的尺度与内在的人的尺度有机地结合起来，将内在需要与外部可能有机地统一起来，才能够从长远的向度把握与建构自我的发展。长远发展取向的合理性建构体现了学生最高的理性意识水平。

学生生活于当下，却又总是以实践不断地否定当下，向着未来领域不断追求、不断超越，面向未来的纵向发展取向体系的建构就是他们的超越性的体现。超越性有程度上的差异，短期发展取向、中期发展取向，所体现的都只是一种暂时性、阶段性的超越。而长远发展取向，带有终极性的意义追寻与价值求索的意味，当一个人思考长远的发展方向时，他实际上是在寻求"何为最有价值与意义的人生"的答案，而这一思考与求索正是使他努力超越，不断地向更全面、更完善的发展境界奋进的动力。因此，长远发展取向是学生超越性发展的根本体现。功能与地位不同的短期发展取向、中期发展取向和长远发展取向应当同时存在于学生的纵向发展取向体系中，而正是因为长远发展取向代表了最高的理性意识水平，根本体现了发展的超越性本质，它在整个发展取向体系中处于核心地位。缺少这一核心，意味着学生缺少对人生、对发展的终极性思考，他有阶段性的发展追求，却始终无法领悟生命的真谛，无法拥有足够的支撑动力，更无法走向真正的可持续性发展。

长期以来，我们对人的发展的关注更多地集中于实然性层面，对人的应然发展向度缺乏应有的重视。习惯于将人、将教育对象作为一种实体，把一系列已经表现为事实的属性，视为他们的本性而没有将那种可能性筹划置于我们对他们的把握的视野之中，然而，在现代市场体制、民主政治、多元文化发展之下，主体性、能动性高扬的现代人应当超越现存，以实然性向度为主导的发展，只是被动适应式的发展，显然无法为以创新驱动发展的当代社会、当代人提供必要的、充足的发展动力。因而，当代社会，主体从应然的向度建构合理的发展取向，创造性地把握自我的发展尤为重要，它是人的超越性本质和人的全面发展的理想目标之使然。学生的应然发展取向表达了学生主体对当下自我发展状况的不满与否定，对更高水平、更完善发展状态的企望与追求，以及实现这种种企望之"发展筹划"，这一发展筹划涵盖丰富的内容要素，也包括多样的层次构成，是一个综合系统、纵横交错的体系建构，它将引领着学生走向创造性、超越性、全面性、协调性的理想发展状态。

第三节 学生发展的规划与目标

一、学生发展的规划

（一）学生发展规划的意义

好的学生发展规划，在实施过程中，主要发挥三方面的重要作用：

第一，引导作用，这种作用从开始思考制订自己的学生发展规划时起就产生了，它首先会引导学生认识自我、分析自我，认识所处环境的资源和限制。在此基础上，引导学生思考并明确自己的发展方向、发展目标和阶段性发展任务，进而制订切实可行的计划和措施。学生发展规划一旦形成，自己就有了导航仪和指路灯，就会在规划的指引下去探索，去实践，有目的有计划地去学习知识、提高能力，培育品格、锻炼身体，去一步步地向心中的高峰攀登。这样借助规划，就把自己的学生活导入良好的轨道之中，使自己在通向成功的路途上少走弯路。

第二，激励作用。一份好的学生发展规划是既立足现实又放眼未来的。其设定的发展目标及人生愿景，无疑会使学生不断地受到激励而产生一股积极向上、不断追求的内在动力；使学生在目标的激励下去自觉地奋斗，变"要我学"为"我要学","要我发展"为"我要发展";使学生在实施具体计划、完成具体发展任务时,不仅知道自己每天应该做的,而且清楚自己这样做是一步一步朝美好的人生愿景迈进。

第三,鞭策作用。学生发展规划是学生为更好地发展自己而制订的,具有一种内在的约束、鞭策作用。学生会自觉地用自己的发展规划去统领自己的大学生活,按发展规划去探索实践,按制订的具体计划和措施去分阶段落实,也会按发展规划来检验自己的实际行动,判断自己是否在朝预期的方向前进,就能把握好自己的奋斗过程,充实地过好每一天。

(二)学生发展规划的原则

制订学生发展规划应遵循的原则主要有三条,即可行性原则、挑战性原则和动态性原则。

1. 可行性原则

学生发展规划不是写给别人看的,而是自己要在学习生活中去努力行动,去逐步完成的。要使自己的发展规划有实现的可能,我们在制订规划时,就一定要遵循可行性原则,即认真分析自己的实际和社会的实际,把个人的主观需求与客观实际结合起来,把想做的与能做的结合起来,把个人的发展与社会的发展结合起来,这样做出的规划才具有较大的可行性,才不会使规划沦为空洞的自我设计。

2. 挑战性原则

每个人身上都蕴藏着巨大的潜在能量。我们要使自己的潜能得到较好的发掘,就必须用更积极的心态,更强烈的愿望去编织美好的梦想,按挑战性原则去勇敢挑战自我,挑战极限。具体而言,要志存高远,去确立长远的奋斗目标,并以此引领自己的未来人生。自己所确定的目标任务是可以实现的,但必须跳起来才摸得着,必须经过拼搏才能实现。在规划中,还必须用具体的计划和强有力的措施来控制好实施过程,以保证各具体目标任务的落实。这样做,会使自己的生活更紧凑、更充实,会为自己的生活求得一个最大值而不留下遗憾。

3. 动态性原则

学生发展规划贯穿校园生活的全过程,并连接着毕业后的发展,它不可能一锤定音,而是一个探索实践的动态过程。动态性,既是学生发展规划的特征，也是我们必须遵照的原则。一方面，要坚持用规划引领行动，按照规划去分阶段实施，走好校园生活的每一步；另一方面，又要用实践来检验自己的规划，根据探索实践的结果，以及业已发生变化的主客观实际情况，主动对自己的规划做适度的调整，以形成"制订规划—探索实践反馈评估—调整充实—再探索实践"的良性循环。需要指出的是，这里的调整主要是指对具体执行计划或具体目标的调整，而对发展方向及长远目标一般不要轻易改变，频繁地变换方向和目标，会失去规划的意义，也无法很好地激励自己。

（三）学生发展规划的步骤

规划为实施既定方针所必需的目标、政策、程序、规则、任务委派所采取的步骤，使用的资源以及其他重要条件的复合体。所谓大学生发展规划，是指"大学生个体，在大学生活阶段为自己确立的发展方向、目标、路线及行动时间和行动方案"[①]，这是大学生在个人内心动力的驱使下，结合主客观实际所做出的个人行为，它具有针对性和个性化特征，一般包括以下主要内容和基本步骤：

第一，认识自己，即分析自己现在的样子，将来可能会发展成怎样，包括认识自己的性格特征、兴趣爱好、能力特长及潜能，自己的价值观念、价值取向，自己的优势及不足等。

第二，评估环境，环境将影响达到目标的可能性，因此在制订规划时就应对所处环境作认真的评估分析，包括社会大环境和自己的个人小环境，主要分析自己所处的环境的资源与限制，明白环境支持自己做哪些事情，影响和限制自己做哪些事情。

第三，确定发展方向、目标和选择发展路线，主要是在认识自己、评估环境的基础上确立起长远的职业发展方向、总目标，学习阶段的发展任务和具体目标，并拟定毕业后的发展路线。

第四，制订具体的计划和措施，主要是专业学习计划，能力培养计划。这两个计划应分阶段制订实施。

第五，反馈与调整，即定期检查实施情况，并根据客观情况的变化对整体规划和具体计划作适度的调整。

[①] 欧阳光磊. 大学生发展导航 [M]. 武汉：华中师范大学出版社，2010：20.

二、学生发展的目标

学生发展的目标是教育体系中的一个核心议题，涵盖了广泛而复杂的范畴。学生发展不仅仅关乎知识的获取，更关涉到学生在各个层面的全面发展，这一概念包括学术、社会、情感和职业等多个方面，旨在培养学生成为具备综合素养的个体。学生发展的目标与教育机构的使命密切相关，同时也受到社会和文化的影响。在全球范围内，各个国家和地区对学生发展的目标都提出了不同的理念和标准，以满足当地社会和经济的需求。

第一，学术方面是学生发展的一个重要目标。在教育体系中，学术目标主要包括学科知识的获取、学术技能的培养以及创新思维的培养。学生应该通过学习各类学科，掌握相应的知识体系，并能够灵活运用这些知识解决实际问题。此外，学术目标还涉及培养学生的批判性思维和创新性思维，使其具备独立思考和解决问题的能力。

第二，社会发展是学生发展的另一个重要方面。社会发展目标强调学生在社会生活中的角色和责任。学生应该具备良好的沟通能力、团队协作能力以及解决社会问题的能力。此外，社会发展还包括培养学生的公民意识和社会责任感，使其成为对社会有贡献的一员。这需要教育体系通过各种途径，如社会实践、志愿服务等，促进学生的社会发展。

第三，情感发展也是学生发展的重要组成部分。情感发展目标强调学生的情感管理能力和人际关系能力。学生应该能够理解自己的情感，有效地处理情感问题，并与他人建立健康的人际关系。情感发展还包括培养学生的自我意识和自我调节能力，使其在面对各种情境时能够保持情绪稳定，积极应对挑战。

第四，职业发展也是学生发展的一个重要方面。随着社会的发展，对于具备一定职业素养的人才的需求日益增加。因此，职业发展目标强调学生在学业结束后能够顺利就业并在职场中取得成功。学生应该具备职业规划和职业发展的意识，了解自己的兴趣和优势，并能够根据自身情况选择合适的职业方向。此外，职业发展还包括培养学生的创业精神和创新能力，使其具备在不断变化的职业环境中适应和发展的能力。

第五，在实现这些学生发展目标的过程中，教育体系扮演着至关重要的角色。教育机构应该通过制定科学合理的教育目标和教学计划，为学生提供全面而系统的教育。教育内容应该既包括学科知识的传授，也包括学生综合素养的培养。教育方法应该注重激发学生的学习兴趣和创造力,培养学生的批判性思维和问题解决能力。同时,教育体系还应该注重学生的个性发展,关注每个学生的特长和潜力,为其提供个性化的教育服务。

综合而言,学生发展的目标是一个综合性的概念,涉及学术、社会、情感和职业等多个方面。在当今社会,全球范围内对学生发展的目标都提出了越来越高的要求。教育体系、家庭和社会都需要共同努力,为学生提供全面而系统的发展机会。只有通过多方面的合作,才能够培养出具备综合素养的新一代人才,为社会的可持续发展做出贡献。

第五章 学生核心素养及其发展

第一节 核心素养的内涵与理论研究

一、核心素养的内涵界定

核心素养是在时代与科技变革、经济与社会发展及教育自身的发展驱动下产生的。现代社会给现代人提出了各种各样的素养，如语言素养、学习素养、信息素养、科学素养、人文素养、健康素养、实践素养等。素养是在天赋的基础上，持续生命历程的人性、能力、品质的发展，是不断生成并扩张的，以动态的网络化的方式存在的，那么各种素养则是素养体系的网络节点。核心，即中心，是事物之间关系的主要部分。

从字面来看，核心素养即为众多素养中最中心、最基础、最关键的素养。由此可见，核心素养则是素养网络中最关键的节点，连通了素养网络中的其他节点，主要有两个不同观点：①核心素养是人适应信息时代和知识社会的需要，解决复杂问题和适应不可预测情境的高级能力与人性能力。②核心素养是学生在接受相应学段的教育过程中，逐渐形成的适应个人终身发展和社会发展需要的必备品格与关键能力。由此可见，核心素养的定义揭示了"核心素养"这个概念提出的时代背景，并且特别强调了复杂问题和不可预测情境。

综上所述，关于核心素养我们必须认识到：首先，核心素养是在先天潜能的基础上，通过接受教育等受后天环境的影响逐渐得以形成和发展；其次，核心素养既要适应个人终身发展的需求又要满足社会发展的需要，同时具有个人价值和社会价值，是众多素养中的关键素养，具有基础性、关键性、连通性等特征；最后，核心素养是必备品格与关键能力。品格，体现了人的基本素质，是个人生命的品质和价值，体现了个人整体的精神境界和高度；而关键能力则是指在不同岗位和情境下，能够主动、创造性地进行分析、判断、决策并采取行动的能力。

（一）核心素养的遵循原则

1. 系统设计的原则

在素质教育不断推进的时代背景下，核心素养的培养成为当前人才培养的一个重要方向，指导着学校教育教学的改革。学科核心素养贯穿于学科教学的始终，是核心素养培养的关键。学科核心素养培养的内容与学科内容以及学科目标有着直接的关系，学科不同，其核心素养也不同，但是任何学科的核心素养的培养，其方向一致，即聚焦学科最核心的知识、方法、思维。

教学活动是一项系统的过程，从课程标准到学科知识的教学都需要以学科特点为基础，同时兼顾学科知识，通过由浅入深、逐步深化来编排。学科核心素养对于学科教学有着重要的指导意义。因而，从核心素养层面进行教学设计是现代教学设计发展的必然趋势。需要立足于核心素养，进行课程知识的分析、学科内容的理解，在核心素养理念意识的指导下，进行系统的教学内容的分析，将核心素养的培养渗透于教学，并强化其地位，使核心素养的培养在教学环节中得到落实。

核心素养的培养，不是一蹴而就的效应，对核心素养的培养往往需要经过学期或者学年的培养来建构，甚至有的学科核心素养还需要跨阶段来实现，这就意味着核心素养的培养，离不开科学内容的系统设计，促使核心素养的培养有计划、有步骤。第一，需要在核心素养理念的指导下分析学科课程，确定以核心素养的培养为基础的课程主题。进而，围绕这一主题，分析课程章节主题，进而进行逐一教学，这是一条从宏观到微观进行学科核心素养培养的系统化设计路线。第二，有针对性地对核心素养所集中的课程内容进行全面分析与系统设计，包括知识内容的分析、教学目标的设定、教学过程的设计等，这些都要围绕核心素养的培养理念。

2. 课时积累的原则

核心素养的培养离不开学科的教学过程，它贯穿于教学活动的每一个环节及每一个阶段，是一个系统化的过程。而学校教育的每一个阶段又包含着一系列课程，课程的教学是通过特定课时的累积而完成的，因而，基于核心素养培养的特点，它的形成也应体现课时累积的原则。如果将核心素养的构建视为一座大厦,课时便是建成大厦的砖瓦,只有不断累积,在每一课时中都强化核心素养的培养,当达到一定的程度时,才能看到成效,核心素养的体系才能被成功构建。

(二)核心素养的基本特征

1. 多元维度的特征

多元维度的特征指的是核心素养具有多元性,这一说法是以后现代社会多元性哲学理论为基础的,换言之,每一项核心素养都是多样的,都包括知识、能力、态度等多个层面,素养是多层面整合而成的,是多元维度的整体组合。

对于核心素养而言,一方面,可以认为它是一种知识、技能和态度的复合;但另一方面,当多层面形成一个整体后,这个整体的水平高于部分之和。素养所展现出的,是行动主体在知识、能力和态度等方面的整个体系,而不只是单一的某一部分。并且,个体所面对的情境或任务是复杂的,这时候个体内部认知、情感、技能等的运作与外部环境或者任务紧密相连,而不是独立于外部环境之外。

核心素养,顾名思义,是主体具有的素养中最为重要的。一方面,核心素养能够帮助人类获得优质的生活;另一方面,核心素养还能够帮助人类面对来自社会的各种挑战。后现代社会多元性哲学理论指出,自我实现的成就、深层人际关系、享受欢乐等优质生活的主要价值系统,要为优质生活所需的适应复杂需求的核心素养进行定义。

2. 多元场域的特征

多元场域的特征被学习迁移并运用到许多不同的社会情境与学习领域之中。例如,沟通互动、自主行动、社会参与等维度的核心素养不只是一个名词,还是一个动词,既是现在进行时,也是未来时,可跨越社会各场域、学习各领域,具备适应后现代社会的多元、弹性与包容的特性,能够适应不同教育阶段的发展,展现出终身学习者的多样学习维度,更显示了核心素养的动态历程,说明学生终身学习能前瞻性地适应未来社会的生活需要,并使各种组织发挥其社会组织功能。

(1)从社会学观点出发。从社会学角度,核心素养是行动主体所进行的一系列行动,该行动产生于生活环境与脉络情境之中,是主体能动性的智慧表现。核心素养涉及主体能动者的多个维度,包括知识、能力与态度等,同时还结合个体内部的认知、技能与情意等行动先决条件，通过行动进行反思与学习，是个体展现主体能动者的负责任的行动。

教育最主要的功能是将个体社会化，使个人能够融入社会中，在社会中发展自我的观念与行为，通过不断学习社会生活方式立足社会并积极履行社会角色。在个体社会化的过程中，具有核心素养至关重要，核心素养能够帮助个体充分发挥潜在能力，不仅能够从事社会活动，还能够与社会进行积极而有意义的互动。因此，人们更重视分析情境的核心素养、人际关系方面的核心素养、合作与分享的核心素养及化解矛盾冲突的核心素养等。

需要强调的是，每个人所处的社会情境是不同的，而所在环境中一切的人、事、物给个人带来的问题与挑战也不同，因此，必须根据个人所处的环境对素养进行具体定义，定义可以包括个人所处的环境及个人所采取的行动等。正是因为个人所处的社会环境不同，因此素养的前提就不同，但也正是这些不同使得核心素养可以协助个体适应多种多样、复杂多变的环境，并帮助个体调整行动，以满足不同情境领域的不同需求与挑战。

综上所述，素养的模式适合各种多元的社会环境、脉络情境的各种需要，有助于个人成功地适应社会情境的需求，而且更彰显了素养的模式是一种社会行动的转型模式。

（2）从核心素养广度出发。核心素养具有跨越各种社会场域与学习领域的广度，不仅是具备多元维度的综合整体与具备多元功能，更能跨越生活的各种不同的多元社会场域边界，并跨越各级学校的主要学习领域课程科目内容及重要的新兴议题。核心素养并不特别限定于某个场域，而是跨越所有的社会场域。核心素养是对每一个人都非常重要而关键的知识、能力与态度等行动的先决条件，能够协助个人有效参与学校教育、各行业市场、社会团体以及家庭生活。

核心素养的场域普及广，并不限于学校，家庭、职场、组织及社会均应担负起培育责任。在此过程之中，学校与成人社会教育机构均很重要。需要注意的是，核心素养的相对重要性可能会因其所适用的环境、脉络情境的不同而有所差异。其适应特定生活场域文化的情境与其他环境脉络因素所塑造出来的需求的特定性与相对的权重，可以运用多维度空间的方式来加以分析。

3. 高阶复杂的特征

核心素养的内部具有高阶复杂的特征，它的内涵比一般的能力要更复杂、深邃，它涉及的内容很多，包括内在动机、自我概念、认知、技能、态度和价值等，还包括认知的技能或心智慧力与非认知的技能与情意。核心素养认知的技能或心智慧力包括分析或批判、做决定、解决问题等技能，同时还包括结合以认知为依据的内部情境的社会心智运作机制，激发个体行动的动机、情绪、态度和价值等，核心素养能够激发主体的行动积极性及成就动机，从而提升行动效率和行动质量。在核心素养中，反思和学习具有重要的作用，它能够帮助个体不断成长，使个体生活更加优质，更能够适应健全的社会。

核心素养一方面能帮助个体适应具体的环境与脉络情境的需求，另一方面还能帮助个体发展反思力，这种反思力具有高阶心智的复杂性，它所涉及的心智过程十分深邃、复杂，是核心素养中的核心，要看作是一种"元素养"，它要求个体从主体转变为客体思考，也就是一个学习"如何学习"的过程。核心素养越高的个体越强调这种反思力，因为，核心素养能够帮助个体做到自律、主动学习和积极反思，能够帮助个体自我反省，同时还能够帮助个体在社会化的过程中准确找到个人定位，实现自我价值。

核心素养与两种理念关系密切：①核心素养不仅可协助人类获得优质生活；②核心素养更可协助人类面对当前社会及未来的生活情境的挑战。重视人在生活情境之中的行动与互动，强调自我精进的行动、社会发展的互动以及互动地使用工具沟通，这是个人处于社会中的关键素养。其中所涉及的自主行动、沟通互动、社会参与等关键而必要的素养，通过个人积极主动的行动，并与情境进行互动而不断地获得，更反映以人为主体并能积极主动与环境中的人、事、物进行情境互动的路径。

要根据情境变化调整方向，强调人与时间、空间的互动与生命对话，这是优质生活所需的必要的素养，也是现代学生的必备条件，更是社会发展所不可或缺的重要素养，是适应人类优质生活所需的核心素养，而不只是一般的基本生活所需的素养。一般基本生活所需的素养是能自己行动，能与他人互动，能使用工具。但是优质生活所需的复杂心智的核心素养，就不只是能自己行动，而是要采取反省思考、勇于负责与积极主动的自律自主行动，亦即自主行动；也不只是能使用工具而已，而是要进一步能互动地使用工具；进行沟通互动，不只是能与他人互动，而是要能与异质社群互动，积极进行社会参与。

核心素养涉及个人内部情境的社会心智运作机制的认知、技能以及情意价值、动机等反思与学习的高阶心智复杂性，以响应外部情境复杂需求下的任务行动。此种涉及个人反省思考及行动与学习的高阶心智复杂性的反思力协助个人：①在面对复杂多变的脉络情境时，能跳脱出对以往学校所学的依赖；②从经验中学习，而不会让个人的行动受限于具有排他性的思考以及所处社群的期许；③对自己的所思、所想、所感负起责任；④能形成复杂的价值体系，以兼容并蓄各种可能相互矛盾的价值观。

核心素养涉及高层次的心智复杂机制，核心素养不只是记忆能累积的知识、抽象思考与社会化而已，这些已不足以适应当代社会生活的复杂需要的挑战，当代变迁社会的情境，所需要的核心素养具有更高水平的心智复杂性，也是一种有秩序、自律自主的心智复杂机制，这合乎复杂科学／系统理论的复杂思维，特别是系统思维强调整体与部分、系统与环境之间的辩证或复杂关联性，部分与整体相生相续、相辅相成，这种心理秩序的复杂性，是一种重要的反省思考及行动与主动学习的整体生活方式，有助于个人从经验当中进行反省思考及行动与主动学习，扮演反思的实践者。反省思考及行动与主动学习，是一种将主体当成客体的思考复杂转化的个人内部的社会心智运作机制历程，将所知的要素转化成为可反省思考、可端详、可处理、可推论其关系、可以掌控、可内化、可同化、可运作的对象，主体则是认同体、连体、合体之所在。换言之，个人若能通过反思与学习获得核心素养，其重要的结果便是更具有责任心，更能掌握自己，并进行更高水平的反省思考及行动与主动学习。

核心素养的特质，便是个人在道德和智慧思想上的成熟，个人能够担负起自我反省思考及行动和学习的责任。此种反省思考及行动必须运用元认知技能、创造力以及批判能力，这不仅涉及个人如何进行思考，也包括个人如何建构其思想、感受以及社会关系的整体生活经验，要求个人到达一种更为成熟的境界。特别是反省思考及行动与学习具有高层次的心智复杂性，并不是一种较高级的学历水平，而是一种批判思考与反省思考的整体发展，也是生活中正式与非正式的知识、能力、态度、情意及经验的累积的总和。因此，这不只是一个认知或心智的问题，而是一个涵盖适当动机、伦理的要素、社会的要素、行动的要素以及认知的要素与心智的要素等的复杂行动体系的问题。

很多人都是成年之后，才能发展出较高水平的心智复杂性，这是建立在人类发展演化、进化与长期教育的成果之上的，个人才能将更高级水平的心智复杂性融入其思考与行动当中。因此，反省思考及行动与学习，此种较高水平的心智复杂性,是核心素养的重要特质,而且与长期教育培养的关系较为密切。

二、核心素养的理论依据

(一)核心素养理论的主要观点

1. 认识论

知识建构理论成为核心素养培养的理论基础。生活在社会中的人,或多或少都会有一定的生活经验以及所学知识的积累,并自觉或不自觉地会将其运用于新知识的学习及能力方法的获取。对于核心素养培养而言,核心素养形成的过程,可认为是意义建构的过程,其中已有经验或观念是基础。教师的作用不是忽略学生已有经验或知识,对学生进行新知识的传授,而是应该充分考虑学生对已有知识的掌握。由此可见,建构主义学习观强调学生的学习,是建立在已有知识或经验的基础上,进而对外部知识意义理解的过程。对已有知识向新知识的转化,需要不断调节原有认知结构,使其为新知识所接纳。而新知识的形成,对于原有知识结构的改进与发展,同样有着积极的促进作用。建构主义指导下的核实素养的培养,可从以下方面实现:

(1)以学科问题情境为教学活动方式。核心素养是知识与能力等的统一,而以学科教学为基础的核心素养的培养,重在以学科问题情境为背景,引导学生培养在具体情境中解决具体问题的能力,而非依靠传统的教师传授。而这一观点,恰好符合建构主义者所秉持的情境性认知观点,强调学习、知识、智慧的情境性,认为知识是不能脱离活动情境而抽象地存在的,学习应该与社会化的情境活动结合起来。传统的学校教育奠定了知识传授的基础,而能力的获取,以及思维能力的提升,仅凭教师的传授,无法真正实现。通过参与性的实践所达到获取学习和巩固某种能力、方法等的有效性,远大于从书本或演示中所获。思维能力的培养与提高,取决于学生解决具体问题时方法策略的选择、应用以及对行为过程、行为结果的反思。无论是知识的获取,抑或是知识的运用,既来源于实践,而又离不开实践过程的体验。在具体情境中通过尝试、小组协作以及不断地思考;学科学习方法的掌握,同样与实践关系紧密,在是具体情境中,面对所解决具体问题时不断反思的结果。建构主义主张"抛锚式教学",即在教学过程中,教师应善于创造与现实相似的情境，引导学生探讨相应的问题情境，培养学生对问题情境的建构，促进思维能力的发展。

（2）以探究式学习为教学活动方式。在我国当前的学校教育中，课堂教学是学生学习知识内容最主要，也是最基本的形式。课堂能够为学生提供系统地进行学科知识学习的机会，便于学生对系统知识的掌握。但是与此同时，我国课堂教学也存在以教师讲授为主，而忽略学生在学习中的主体性，忽略对学生探究性思维能力的培养这一主要问题。教学过程不应该以知识传授的多少为衡量标准，而更应该以学生对知识的理解、吸收，乃至掌握程度为主，这一教学过程的实现，离不开探究式教与学的过程。建构主义指出探究式学习过程是以问题为导向，通过发现问题和解决问题而建构知识的过程。由此可见，探究式学习的开展离不开问题情境的创建，而且所创建的问题情境必须是与所学内容相关的、有意义的。

另外，创建有意义的问题情境，与教师的探究意识及能力有着直接的关系。需要教师强化探究学习的意识，合理设计探究过程，既要结合学生的实际状况，以及知识水平，又要与生活实际密切相关，将探究活动的难度控制在合理的范围内，避免问题超出学生的能力，而让学生望而生畏，挫伤学生学习的积极性，抑或是问题设置过于简单，达不到提升学生探究思维能力的效果。在这个过程中，教师要通过设置一系列的合理问题，并以问题链的形式将这些问题串起来，用于指导学生的探究，促进学生素养的构建。

综上所述，探究式学习的过程，离不开与他人的互动与沟通，因而，探究的过程同样也是合作交流的过程，是一种对话式的实践过程，是参与探究活动的学生，针对探究的主题或是某一问题，与同伴、教师展开合理的对话，促进问题解决的思维过程。对话的过程同样需要教师运用教学的智慧，进行科学合理的引导。在学校教育教学过程中，教师需要在程序性学习的基础上，对探究式学习方式给予适时引导，通过探究性学习，培养学生问题的思维能力及解决问题能力，从而促进学科核心素养得到锻炼。

2. 知识论

一个人的核心素养有着很大的发展空间，教育以及自身的努力是最主要的，也是最基本的途径。对于核心素养的培养，通常是以学科内容知识为基础的，并以其为载体，在对知识的学习中，促进对学科核心素养的意识，形成对学科核心概念、规律、原理等的理解，能力、态度等的获得，从而达到对学科核心素养的理解与构建。任何教学活动，都是以一定的知识的传授与学习为基础的，这也是学校教学模式的基本形式。

随着教育理念的不断完善以及教育改革的逐步推进，我国学科知识教学内容也发生了相应的变化，其内涵也更加丰富与多样化，而以学科本位到以素养本位的转变，是当前素养教育的本质特征。尽管素养教育被提升到了一定的高度，但这并不代表对知识地位的忽略，相反，学科知识仍被作为教学最基本的形式。

以学科知识为基础的核心素养的培养，首先，通过课程化的知识教学过程，将以认知价值为核心取向的知识学习与智力发展相统一；其次，注重学生学科思维能力的培养，与此同时，还需要加强学生对学科特征的理解。在此基础上，促进学生学科核心知识、核心观念、方法等多方面的建构与发展。

核心素养与学科知识相互促进，互为统一，核心素养的培养以学科知识为基础，主要是学科知识中核心知识的学习，同时，进行学科观念、思维、态度培养。从教学的任务来看，教学的一般任务是引导学生能动地学习，掌握基本的知识与技能，同时具备灵活运用的能力，这也是其他任务得以完成的基础和前提。

（二）核心素养理论的重要意义

核心素养是对新时期教学目标及任务的科学化与具体化，是新的时代背景下对教育所培养人才的美好憧憬。对于教师而言，核心素养的提出只是为他们的教学指明了方向，他们更关注的是如何在教学中落实核心素养的培养问题。而对于核心素养理念的教学意义的认识和理解，也需要教师对其有一个客观而全面的认知。

1. 核心素养理论中的现实意义

（1）核心素养理论是教学目标的科学化和具体化，因而为课程的设置指明了分析，成为课程设置的重要依据。对于传统教学而言，课程内容的设置一般是教师根据学科逻辑来确定，针对学科特点及知识结构，以及学科发展逻辑为主线而设定的课程内容与教材编纂，在路径的选择上相对明确，但是随着时代的发展及教育改革的进行，课程设置在内容的选择上也更为丰富、难度也又逐渐提升，但是对于学生的发展价值没有确切的保障。

教育的根本在于促进学生的能力与品质的发展，显然，传统的课程设置并不能很好地促进教学目的的达成，这就需要教师及教育工作者转变教育理念，更新课程设置观念，将知识在学科中的意义，转向知识在核心素养培养中的意义作为课程内容的确定依据。换言之，课程内容的设置需要围绕最大限度地促进和提升核心素养相关的一系列知识，只要这样，才能免去不必要的、对学生成长意义不大的课程内容，从而在有限时间获得更多、更有价值的知识，调和教学时间有限与知识学习无限之间的冲突。

在核心素养理论的指导下，课程内容的确定与教材编纂，也将发生根本性的变化，主要表现为，转变了过去单纯以学科知识体系为依据的路径，为兼顾以促进学生核心素养的形成为依据的路径，这既符合现代教育的根本目的，也更有利于促进学生的发展，能够为学生的发展提供有力保障。由此可见，核心素养是课程内容选择的重要依据。在此基础上进行的课程内容的设置、教材的编纂等，才更有教育价值及意义。

（2）核心素养理论指导教师的课堂教学。在教育改革的不断推进中，核心素养的提出，顺应了教育改革的趋势。在核心素养理论的引导下，教师不再沉浸于厚重的书本、疲惫于繁重的练习，而是透过书本和成绩，看到教育的实质，即人的发展，以及教育育人的目标。尽管分数与学生的成绩有着一定的关系，一定程度上能够反映学生对学生的掌握即运用能力，但这并不是教育的终点，教育应该在促进学生掌握知识的基础上，促进学生能力的提升及全面发展。目标是前提，教材是辅助，学生是关键，这样，才能保证教育发展的正确方向。从知识本位转向核心素养本位，是课程改革的质的深化与升华。

2. 核心素养理论中的超越性意义

核心素养理论的超越性意义，主要体现在以下方面：

（1）教学的教育性意义。教学的意义在于向学生传授基本的文化或内容，并让学生掌握。由此可见，教学必然涉及教与学的过程。换言之，教学必须借助某种文化内容的习得，即学力的形成，同作为生存能力的人格的形成，即教学的教育性的形成联系起来。基于核心素养的定义，其既包含关键能力，也重视必备品质，因而，核心素养理论对于教学而言，有着积极的意义。此外，从教学过程来看，教学的过程是向学生传授知识与技能的过程，从一定程度而言，也可理解为是向人传递生命气息的过程。无论基于哪一种理解，人都是教学的关键，人的发展才是教学的价值所在。因而，对于学校教育而言，课堂教学是学校教育最主要的形式，理应顺应时代发展的要求，尊重学生个体，将学生的发展视为教学的价值所在。从这个意义上看，教学目标的达成，不应该只是教学方法、技术层面的改变,其关键在于教育观念的变革,即尊重学生的个体性,要让学生成为真正的自己,而非被概括、被物化的抽象人,这也是教学的教育性的体现。

(2)教学的在场性意义。教学活动中,教师的教与学生的学,是相互统一的,是教学过程中很重要的一组关系。相对而言,学生的学更应该得到重视与强化。换言之,教师的"教",是为了学生更好的"学",教是为学服务的。建构学习理论认为,学习是对知识的意义建构过程,而这不是依赖教材和教师所能够实现的,必须通过学习者自身的努力,才能达成。换言之,学生个体是关键,即教学必须是学生个人"在场",才能真正发生。由此可见,学习离不开学生自我的参与,否则,学习活动便不会发生。核心素养理论重在学生能力及品质的培养,引导学生通过自主学习,而去发现知识、解决问题,并把发现了的知识通过"经验的能动的再建或者统整"视为真理,这种被视为真理的知识,被英国哲学家波兰尼谓之"默会知识",这种知识的获得,意味着"在场"学生对知识的真正学习和理解。

(3)教学的交互性意义。教学应是师生双向互动的过程,而非教师的一言堂,这是传统教学活动亟待解决的问题。核心素养理论的提出,符合现代教育的要求及理念,强调学习共同体的创建,意在教师与学生间形成多为互动的关系,促进师生间、学生间的交互,不仅如此,还强化了个人知识和学科知识的对话互动,使教学过程成为知识创造的过程,从而使得知识的学习更加灵活,也为学生综合素质与能力的培养营造良好的教学环境。

第二节 学科核心素养的内容与形成机制

一、学科核心素养的内容

(一)跨学科思维

跨学科思维是一种能力,它具有将不同学科的知识和方法有机地结合起来的能力,从而形成综合性的思维方式,这种思维能力使学生能够超越单一学科的限制,更全面、多角度地理解和解决问题。跨学科思维的关键在于在解决问题时，学生能够灵活运用来自多个学科的知识，形成全新的、跨越学科界限的综合性思考。

在跨学科思维中，学生不仅仅局限于某一学科的视角，而是能够将多个学科的观点、理论和方法相互整合。这有助于提高问题解决的全面性和深度，使学生能够更全局性地思考，更好地理解问题的复杂性。

跨学科思维的培养还涉及发展学生的学科交叉能力，促使他们能够自如地在不同学科领域之间切换，并能够充分利用各个学科的资源。这有助于培养学生更全面的素养，更好地适应未来复杂多变的社会环境。

总体而言，跨学科思维的重要性在于它能够打破学科的壁垒，激发学生在解决问题时的创新潜能，使其具备更广泛的知识结构和更灵活的思考方式，为未来的学习和职业发展打下坚实的基础。

（二）学科知识与技能

学科知识与技能是指学生在特定学科领域所需掌握的核心内容，包括该学科的基本概念、原理、方法以及具体的应用技能。这方面的学养是学生在特定学科中取得成功、实现深入理解和有效应用所必备的基础。

第一，学科知识涵盖了对学科领域的核心概念和基础原理的理解。这包括对学科内关键概念的掌握，对学科理论框架的理解，以及对学科内各个领域之间相互关系的认知。学生需要透彻理解这些概念和原理，建立起对学科体系的整体认识。

第二，学科技能包括学生在学科领域具备的具体应用能力和方法技巧。这可能包括实验技能、数据分析、解决问题的能力等。学生需要能够运用所学的理论知识，通过实际操作和实践活动，将学科知识转化为实际应用的技能。

第三，学科知识与技能的培养是一个渐进的过程，需要通过系统的学习和实践活动逐步提高。教育者在教学中应设计恰当的课程结构和实践活动，以确保学生能够深入理解学科的内涵，同时培养他们在实际应用中的技能。

总体而言，学科知识与技能的全面掌握对于学生在特定学科中的成功至关重要。这不仅为学生提供了深厚的学科底蕴，还培养了他们在学科领域中独立思考、解决问题的能力。

（三）创新与批判性思维

学科核心素养的涵盖范围还包括培养学生的创新与批判性思维，旨在培养他们具备独立思考、质疑和创造性解决问题的能力。这方面的素养对于学生在学科领域的深入发展和综合应用至关重要。

第一,创新思维的培养旨在激发学生对问题的新颖见解和解决方案的创造性构想。这包括对问题全新视角的审视,勇于提出独特而富有创意的观点,以及通过不同的方式思考和解决问题。

第二,批判性思维的培养旨在使学生具备分析和评估信息的能力,对所学知识质疑,能够辨别信息的可靠性,形成明晰的论证链条。批判性思考还包括对自身观点的反思,以及在面对复杂问题时能够理性、全面地考虑各种因素。

第三,创新与批判性思维的培养需要在教学中采用启发性和探究性的方法,鼓励学生主动提问、尝试解决问题,并在解决问题的过程中发展和锻炼这两种思维方式。实践性的学科活动、小组合作和项目研究等也是培养创新与批判性思维的有效手段。

总而言之,通过培养创新与批判性思维,学科核心素养的目标在于使学生具有更深刻的理解力、更高水平的分析能力,从而在学科学习和实际问题解决中能够更为出色地展现其学科素养。这不仅有助于学生在学术领域中的发展,还培养了他们在日常生活和未来职业中更为全面的综合素养。

(四)学生的沟通与合作

学科核心素养的要素之一是培养学生的沟通与合作能力,这涵盖了培养学生在个体层面和群体层面都能够高效交流和协作的能力,这一素养的发展旨在使学生在学科学习和实际应用中能够更好地与他人互动,共同构建知识,形成协同解决问题的团队合作精神。

第一,沟通能力的培养强调学生能够清晰表达自己的观点、理解他人的观点,并以适当的方式传递信息。这包括书面和口头沟通,以及利用图表、图像等多种方式有效地传递信息。

第二,团队合作精神的培养注重学生在协作中的角色定位、团队协调和目标达成等方面的能力。学生需要学会在团队中有效地分工合作,充分利用团队成员的优势,共同推动团队目标的实现。

第三,在教学实践中,采用小组讨论、团队项目、合作性学习任务等方式,可促使学生更积极地参与学科学习,并在团队协作中培养沟通与合作的能力。此外,教师在指导学科课程时也应注重培养学生的团队合作意识,强调共享和协同学习的重要性。

总而言之，通过沟通与合作能力的培养，学生能够更好地与他人合作，分享彼此的知识和观点，形成集体智慧，共同解决学科领域的问题。这有助于培养学生的团队协作精神，使他们在未来的学业和职业中更具竞争力和适应力。

（五）培养学生信息素养

在学科核心素养的要素中，信息素养的培养具有显著的重要性。信息素养强调培养学生在信息时代有效获取、评估和运用信息的能力，涵盖了信息搜索、分析和整合等多方面的技能。这一素养的培养有助于学生更好地利用各种信息资源，提高他们在学科学习和实际问题解决中的综合素养。

第一，信息搜索能力的培养旨在使学生能够运用不同的检索工具，高效地获取所需信息。这包括学会使用图书馆、在线数据库、互联网等多种渠道，以满足其学科学习和研究的信息需求。

第二，信息分析的能力培养强调学生对获取的信息深入分析和评估。学生需要具备辨别信息来源可信度、判断信息内容真实性的能力，以及从大量信息中筛选出与学科相关、有价值的内容的技能。

第三，信息整合的培养旨在使学生能够将多源信息整合成有机的知识结构，形成对学科问题的全面认识。这要求学生能够将不同来源、不同领域的信息融会贯通，形成更高层次的综合性认知。另外，在教学中，通过实际案例研究、项目设计以及文献综述等方式，引导学生在学科领域内进行信息检索、分析和整合。同时，培养学生对信息的批判性思考，使其能够在信息过载的环境中更明智地应对各类信息。

总而言之，通过信息素养的培养，学生将更具备独立获取知识、深入理解学科问题的能力，为他们未来的学术研究和职业发展提供了坚实的基础。这也有助于他们更好地适应信息社会的需求，提高信息处理的效率和质量。

二、学科核心素养的形成机制

（一）课程设计

学科核心素养的形成机制中，课程设计被视为一个至关重要的环节。为培养学生的学科核心素养，通常需要通过有针对性的学科课程设计来实现。

这一过程要求将学科的特点与学科核心素养的培养相结合，注重知识的有机整合和学科能力的全面培养。

第一，课程设计需要充分考虑学科的特性，确保教学内容与学科核心素养的培养目标相契合。这意味着教育者在设计课程时应理解学科的基本概念、核心原理以及方法技能，并将这些元素有机地融入教学中。

第二，课程设计应注重知识的有机整合。学科核心素养的培养要求学生能够理解和应用学科知识，将不同领域的知识有机融合，形成全面的学科认知。因此，课程设计应当考虑知识之间的关联性，通过有计划的方式帮助学生建立起更为完整和深入的学科知识结构。

第三，课程设计应强调学科能力的培养，包括分析问题、解决问题、创新思维等方面的能力。通过设计问题驱动型的任务、实践项目等，激发学生的主动学习兴趣，提高他们在学科领域的实际操作能力。另外，在实际操作中，教育者可以采用启发性、探究性的教学方法，引导学生在课程中主动参与，培养他们的学科兴趣和独立思考的能力。此外，及时调整和优化课程设计，以适应学科发展的动态变化，确保学科核心素养的培养与学科的前沿保持同步。

总体而言，通过有针对性的、兼顾学科特性的课程设计，能有效地促使学生全面发展，达到学科核心素养的培养目标。这有助于学生更好地理解学科，提高实际问题解决的能力，为未来的学业和职业奠定坚实的基础。

（二）教学方法

在教学方法方面，采用启发式、探究性和实践性的教学方法是一种有效的途径，这样的教学方法旨在激发学生的学习兴趣，培养其主动参与学习的能力，并着重发展学生解决问题的能力。

第一，启发式教学注重通过引导性问题、案例分析等方式，激发学生的思考和好奇心，这种方法旨在唤起学生的兴趣，促使他们自主追求知识，而非简单地接受教师的传授。通过引导学生主动提出问题、进行探究，可培养他们在学科领域更深层次的理解。

第二，探究性教学强调学生在实践中发现问题、提出问题，并通过实际调查、实验等手段自主解决问题的能力，这种方法通过培养学生实际操作和应用学科知识的经验，促使他们更深入地理解学科的实际应用，并培养解决实际问题的实际技能。

第三，实践性教学方法则强调将理论知识应用到实际问题中，通过实践性任务、实地考察等方式，培养学生在真实场景中解决问题的能力。这有助于学生将学科知识与实际生活相联系，提高知识的实际运用水平。

总而言之，教育者在运用这些教学方法时，需要注重在课堂中创造积极的学习环境，鼓励学生思考、合作和实践。通过教学方法的创新，学生更容易保持对学科的兴趣，培养他们积极主动的学习态度，以及在未来解决问题时的创造性和实际能力。

（三）评价机制

学科核心素养形成的评价机制应该具备多元化的特点，以全面了解学生在学科学习中的表现。以下是设计多元化评价方式的一些建议，包括考察学科知识、实际应用能力和创新思维等多个方面：

第一，知识掌握程度的考察。设计基于学科知识的传统测验和考试，以评估学生对基础概念、原理和核心知识的掌握程度。还包括选择题、填空题、解答题等形式，覆盖学科的各个层面。

第二，实际应用能力的发展。通过引入开放性的问题和创意项目等形式，对学生的创新思维和创造性解决问题的能力进行评估。这过程包括评估学生是否具备提出独创性观点的能力，以及在解决复杂问题时能否提出富有创意性的解决方案，这样的评估考察了学生的创新潜力，包括他们对问题的独特见解和对实际挑战的富有创造性的应对方式。

第三，创新思维的表现。通过提出开放性问题和创意项目等途径，对学生的创新思维和创造性解决问题的能力进行评估，这涉及评价学生是否能够提出独特的观点，以及在面对复杂问题时是否能够提出富有创意性的解决方案。

第四，实践技能的考察。在特定学科领域，我们可以通过对实践技能的详细考察，例如实验操作和技术应用等，来全面评估学生在实际操作中的技能水平，这种评估不仅侧重于理论知识的掌握，更着眼于学生将这些知识应用于实际情境的能力。通过实验操作，我们可以观察学生在实验室环境中的实际操作技能，以及他们对实验过程的理解和掌握程度。而技术应用的考察则能够反映学生在特定技术领域中的实际能力和应用水平。这样的评估方式有助于更准确地了解学生在学科实践中的表现，为他们未来的职业发展提供实际能力上的支持和指导。通过这种全面性的评价，我们能够更好地培养学生在学科领域的实际应用能力，使其更好地适应未来的专业要求。

第五，团队合作与沟通能力。为了全面评估学生的团队合作与沟通能力，可采用引入小组项目和团队合作任务的方式。通过这些任务，可以评估学生在团队中的角色定位、协作效能和沟通能力。此举有助于深入了解学生在协作环境中的表现，包括他们在团队合作中的贡献、协调能力和有效沟通的水平。这样的评估方式能够培养学生在团队工作中的实际能力，为他们未来在职业领域中的团队协作提供有力支持。

第六，反思和自我评价。积极鼓励学生反思学习过程，并对自身学科核心素养进行评价是一项重要的教育任务，这一目标可通过多种方式实现，例如，要求学生撰写学科学习日志，记录学习心得、体会和成长；促使学生积极参与学科讨论，分享彼此的观点和学科体会。通过这些方式，学生能够自主反思学习过程，提炼出自身在知识掌握、问题解决和团队合作等方面的优势和成长点。这样的自我评价机制有助于培养学生的学习自觉性和主动性，进一步完善其学科核心素养，为个体学习和团队协作提供更有深度的反馈。

第七，口头演示和展示。安排学生口头演示、项目展示等活动是一种有效的教学方法，能够为学生提供展示学科核心素养的机会。通过这些形式，学生能够生动展示他们在学科学习中的成果和理解，锻炼他们的表达和沟通能力。口头演示要求学生清晰地传达他们对学科知识的理解，展示解决问题的方法和创新思维。项目展示则让学生将学科核心素养在实际项目中体现出来，通过实际操作向观众呈现他们的实践能力。这样的形式不仅有助于检验学生的学科素养水平，还培养了他们在公共场合表达自己观点的信心，提升了沟通技巧。通过这种综合性的学科表达，学生能够更全面地展示其学科素养，为未来的学业和职业发展积累宝贵经验。

第八，定期跟踪评估。引入定期、持续的评估机制，有助于全面了解学生在学科学习过程中的成长和发展情况。这种评估不仅能够及时发现学生的学科掌握情况，还能捕捉到他们在实际应用、创新思维和团队合作等方面的发展变化。通过定期评估，教育者能够更灵活地调整教学策略，根据学生的反馈情况对课程进行优化，确保教学与学生的学科需求保持同步。这种持续性的评估机制为学科教育提供了一种动态的管理工具，为学生提供更有针对性和个性化的支持，促进其全面发展。

通过综合运用上述多元化的评价方式，可更全面地评估学生的学科核心素养，促进他们在学科学习中的全面发展。这样的评价机制有助于更准确地了解学生在学科领域的能力和潜力，为他们的学业和职业发展提供有力的支持。

（四）实践活动

学科核心素养的形成机制中，实践活动被认为是至关重要的一环。通过在学科学习中引入实际案例分析、实验、项目研究等实践活动，学生得以在真实情境中应用所学知识，从而培养他们实际解决问题的能力。这一学习方法的关键在于将学科理论与实际应用相结合，使学生能够在真实环境中理解和运用所学的学科知识。

第一，实际案例分析为学生提供了面对实际问题的机会，让他们在实际情境中探索解决方案。通过分析真实案例，学生能够将抽象的学科理论与具体的问题联系起来，培养从理论出发解决实际问题的能力。这种过程不仅提高了学生的学科素养水平，还使他们能够更全面地理解学科的实际应用，为未来的实际工作做好充分准备。

第二，实验活动为学生提供了探索学科领域的机会，促使他们在实验室环境中运用学科知识，培养实际操作的技能。通过实验，学生能够亲身体验学科理论的实际效果，加深对学科原理的理解。这种实践活动不仅使学生更深入地了解学科，还培养了他们在实验和实际应用中判断和解决问题的能力。

第三，项目研究是另一种促使学生实践的方式。通过参与项目，学生可在团队合作中应用学科知识，解决实际挑战。项目研究培养了学生的团队协作和沟通技能，使他们能够更好地适应未来职业中的合作环境。此外，项目研究的实践性质还提高了学生解决实际问题的独立性，培养了他们的创新思维。

总体而言，将实践活动融入学科核心素养的培养中，不仅强化了学生对学科理论的理解，更重要的是培养了他们将知识运用到实际问题解决中的能力。这种实践导向的学习方式有助于学生更全面地发展，提高解决实际问题的能力，为他们未来的职业和学术生涯奠定了坚实的基础。在教育实践中，应更加注重实践活动的设计与引导，确保学生在实际操作中能够充分发挥学科知识的应用潜力，从而更好地实现学科核心素养的培养目标。

第三节 培养学生学科核心素养与立德树人

"立德树人是人民对教育的基本要求，也是学生全面发展的基础；构建学生核心素养体系顺应国家教育改革趋势，也是提升我国人才培养质量的关键举措，二者的理念在本质上是一致的"[①]。培养学生学科核心素养与立德树人是教育的双重目标，旨在培养全面发展的人才，不仅注重学科知识的传授，还关注学生的品德和人文素养。培养学生学科核心素养与立德树人策略具体如下：

一、整合学科与跨学科教学

整合学科知识与实际应用是教育的一项关键任务，旨在使学生在学习过程中不仅仅是死记硬背知识，而更能理解和运用这些知识解决实际问题。通过将学科知识与实际场景相结合，我们能够引导学生深入思考，明确知识的实际价值和应用范围。这样的教学方法不仅有助于增强学生的学科素养，还能够培养他们更为全面的认知框架。

跨学科教学在这一过程中发挥着重要作用。通过跨学科的融合，学生能够更好地理解不同学科之间的关联，形成更为综合的认知结构。这种全面的认知框架使学生能够更灵活地运用所学知识，更好地适应复杂多变的现实环境。跨学科教学不仅仅是知识的简单堆砌，更是一种启发学生思维、培养解决问题能力的途径。这种教学理念的实施需要教育者深刻认识到学科知识的实用性，并积极设计能够引导学生将理论知识应用于实际的教学活动。通过案例分析、实践项目等形式，学生能够在真实场景中感知知识的实际运用，激发他们对学科的兴趣和热情。这样的教学方法不仅有助于提高学科素养水平，还培养了学生的实际操作和解决问题的能力，为其未来的职业发展奠定了坚实基础。

---

① 陈健. 基于培养学生核心素养落实立德树人教育的对策[J]. 教育界（基础教育），2018（7）：23.

因此，将学科知识与实际应用相结合，以及采用跨学科教学方法，不仅有助于学生更好地理解和掌握知识，更重要的是培养了他们的创新能力、综合运用能力，为其未来在各行各业的发展打下了坚实的基础。

二、开展实践活动和实习

通过实践活动和实习，我们能够为学生提供更为丰富和真实的学习体验，使他们得以直接接触社会的各个方面，这种教学方法旨在将抽象的理论知识与实际经验相结合，为学生提供更具深度和广度的学科体验，培养他们在实际操作中融会贯通的能力。

实践活动不仅仅是课堂上的理论延伸，更是学生在真实社会环境中将所学知识付诸实践的机会。通过参与实际项目、模拟场景或社区服务等活动，学生能够将课堂上学到的理论知识运用到实际问题的解决中。这种亲身经历不仅有助于加深对知识的理解，还培养了学生的实际动手操作能力。

实习是另一种重要的实践方式，通过在真实工作场所的实际实习，学生能够深入了解专业领域的运作机制，感受职业环境的氛围，掌握专业技能并培养职业素养。实习不仅拓展了学生对专业领域的认识，还使他们在实际工作中积累了宝贵的经验，为未来的职业发展打下了坚实基础。这样的教学模式不仅仅关注学科知识的传授，更强调学生在真实环境中的学习和应用。通过实践活动和实习，学生能够更好地理解理论知识的实际应用，提高实际操作的技能水平，增强解决实际问题的能力，使其在面对未知挑战时更具信心和适应性。因此，实践活动和实习的融入教学过程，有助于培养学生全面发展的素养和实际操作能力。

三、注重学科素养层次性发展

为了培养学生学科核心素养与立德树人的目标，我们需要在学科素养的培养过程中，根据学生不同年级和层次设定相应的学科素养目标。这有助于确保学生在学科知识、方法论和实践能力方面能够逐步实现深化的发展。

在不同年级的学科素养目标中，可以逐步加大学科知识的深度和广度。对于初学者，重点放在基础概念和基本技能的掌握上，培养其对学科基础的理解和掌握。随着年级的升高，学科素养目标可逐渐引导学生深入专业领域，拓展他们对学科的认知，培养扎实的专业知识和技能。

除了学科知识，方法论的培养也是培养学科核心素养的重要组成部分。学生需要学会运用正确的学科方法，分析问题、解决问题，培养批判性思维和创新思维。通过逐步引导学生熟练运用学科的方法论，可以提高他们对学科的专业素养。

在培养学科素养的同时，实践能力的培养也是不可忽视的。通过实际操作、实验、项目等实践活动，学生可以将学到的理论知识应用到实际中，提高解决实际问题的能力。这有助于培养学生的动手操作技能，使他们在未来的职业生涯中更具竞争力。

综合考虑不同年级和层次的学科素养目标，有助于建立一个渐进式的学科教育体系，确保学生在学科核心素养的培养过程中逐步深化、全面发展。这样的教育模式既关注学科知识的传授，又注重学科方法论和实践能力的培养，有助于培养学生全面发展的素养和立德树人的目标。

四、强化人文关怀和道德教育

为了培养学生学科核心素养与立德树人，教学中需特别注重培养学生的人文关怀，引导他们关注社会公益事业，并塑造积极向上的人生观。这涉及课程设置和校园文化建设，以营造积极的学习环境和价值导向。

第一，在课程设置方面，可引入具有人文关怀意义的案例、实例，让学生了解并思考科学知识如何与社会、人类的需求相结合。例如，在生物学的相关课程中，可以探讨可持续发展的生态学原则，鼓励学生思考人类活动对生态系统的影响，并提出相关解决方案。这样的教学方式不仅培养了学科素养，也唤起了学生对社会责任的关注。此外，通过开设社会实践项目，让学生亲身参与社区服务、环保活动等，提高他们的社会责任感。例如，学生可参与组织植树活动，提高对环境保护的认识，并在实践中体验团队协作的重要性。

第二，在校园文化建设方面，学校可营造积极向上、正面的氛围。举办关注社会问题的讲座、展览，邀请社会活动家、慈善机构代表等嘉宾来校交流，帮助学生深刻理解社会的多样性和需要。通过这些活动，学生可以更好地认识社会的发展趋势，并形成积极向上的人生观。同时，学校应该弘扬正能量，通过校园文化、校训、校规等方面的建设，传递正确的价值观。例如，建立积极向上的学术氛围，奖励学术创新和社会服务的积极表现，激励学生为社会献身。

综合而言，通过注重人文关怀、社会责任，以及通过校园文化建设传递正确价值观，学校能够在培养学科核心素养与立德树人的过程中，全面发展学生的综合素养，使他们在学科学习中同时具备积极向上的人文精神。

五、设立综合素质的评价体系

在培养学生学科核心素养与立德树人的过程中，我们应该超越单一的学科成绩评价，对全面评价学生的综合素质，这种评价涵盖了学科知识水平、实际能力、创新潜力以及团队协作能力等多个方面，旨在培养学生全面发展的素养。

学科知识水平是评价学生学科核心素养的一个重要方面。学生需要掌握学科的基本概念、理论体系和实际应用，并能够运用这些知识解决实际问题。例如，在物理学科中，学生不仅需要理解牛顿的运动定律，还需要能够应用这些定律解释和预测实际运动现象。

实际能力是学生能否将学科知识运用到实际情境中的重要衡量标准。通过实验、实践项目和实习等活动，学生能够在真实场景中应用所学知识，培养实际解决问题的能力。例如，化学课程中的实验项目能帮助学生理解反应机理和实验技能，从而提高实际应用水平。

创新潜力评价学生是否具备探索未知领域、提出新观点和解决新问题的能力。学校可以通过开展创新项目、科研竞赛等活动，激发学生的创新潜力。例如，组织学生参与科技创新比赛，鼓励他们提出独特的研究课题，培养创新思维和实践能力。

团队协作能力是现代社会中不可或缺的素养之一。学生需要学会与他人合作，共同解决问题。通过小组项目、团队活动等形式，学生能够培养团队协作的技能。例如，在一项社会调查项目中，学生需要分工合作、收集数据、分析结果，体验团队协作的重要性。

总而言之，综合评价学生的学科核心素养与立德树人应该考虑多个方面，包括学科知识、实际能力、创新潜力和团队协作能力等。这有助于培养学生更全面、更具竞争力的素质，使其在未来更好地适应社会的发展和变化。

第四节 以学生为主体的发展模式与机制

以学生为主体的发展模式与机制是一种注重培养学生个体全面素养的教育理念,这一模式强调学生在学习过程中的主动性和参与度,鼓励他们在知识获取、技能培养以及价值观塑造方面发挥积极主动的作用。在这种模式下,学校和教育机构不再仅仅是知识的传递者,更成为学生发展的引导者和支持者。这种以学生为主体的发展模式与机制在塑造更具创造力、适应性和领导力的新一代人才方面发挥着关键作用。

第一,以学生为主体的发展模式注重激发学生学习的内在动机。通过引导学生发现学科的魅力、提高解决问题的兴趣,学校可以培养学生对知识的主动追求和探索欲望。这需要创设积极的学习环境,包括灵活多样的教学方法、鼓励学生提出问题和进行自主研究的机制等。例如,引入项目式学习、实践活动和小组合作,让学生在实际问题中运用所学知识,从而更好地理解和掌握学科内容。

第二,以学生为主体的发展模式注重培养学生的创新能力和实践能力。在传统教育中,学生可能更多地受被动接受知识的模式所限制,而以学生为主体的发展模式强调主动学习和实践。学校可以通过创设实践平台、鼓励学生参与实际项目等方式,培养他们在真实场景中运用所学知识的能力。例如,开设创新创业类的课程,组织学生参与科技竞赛和社会实践,激发他们创新思维和实际操作的能力,为未来的职业发展奠定基础。

第三,以学生为主体的发展模式,注重培养学生的终身学习能力和自主发展的素养。社会在不断变化,知识更新迅速,学生需要具备自主学习和适应变化的能力。学校通过开展课外拓展活动、提供个性化的学业指导、引导学生进行职业规划等方式,帮助学生形成自主学习的习惯和终身学习的意识。例如,引入学科导航课程,帮助学生了解不同学科的发展前景和相关领域,以便更好地规划自己的学业和职业发展。

综合而言,以学生为主体的发展模式与机制是一种更加注重个体发展和全面素养培养的教育理念。通过激发学生内在的学习动机、培养创新实践能力以及强调终身学习和自主发展,学校可以更好地满足现代社会对人才的需求,培养更具创造力、适应性和领导力的新一代人才。这一发展模式将学生置于学习和发展的核心地位,为他们未来的发展奠定坚实的基础。

第三篇 心理健康教育与学生发展的融合研究

第六章 学校心理健康教育课程及其设计

第一节 学校心理健康教育课程概述

学校心理健康教育，是指"教育者根据学生的生理、心理发展特点，运用心理学、教育学及其相关学科的理论与技术，通过心理健康教育课程、心理健康教育活动、学科渗透、心理辅导与咨询以及优化教育环境等有关心理健康教育的途径和方法，帮助学生解决成长过程中的心理问题，促进全体学生心理素质提高和心理机能健康发展的一类教育活动"[1]。学校心理健康教育课程的目标是促进学生的心理健康，培养他们积极的心理素质，提高应对生活中挑战和压力的能力。学校心理健康教育课程通常涵盖了多个层面，包括情感管理、人际关系、心理健康知识的传递，以及应对挫折和压力的技能培养。

第一，学校心理健康教育课程强调情感管理。通过这方面的培养，学生能更好地理解和管理自己的情感，学会表达情感，从而建立健康的情感体验，这包括了解情绪的起源、认知自己的情感状态以及学习有效的情感调节策略。通过情感管理的培养，学生能够更好地适应学业压力、人际关系问题等生活中常见的情境，增强心理韧性。

第二，学校心理健康教育课程关注人际关系。学生在成长过程中面临着与同学、老师、家庭成员等不同群体的互动。因此，人际关系对于心理健康至关重要，这一层面的课程内容包括沟通技巧、解决冲突的方法、团队合作等方面的培养，旨在帮助学生建立健康、积极的人际关系，提高与他人协作的能力。

---

[1] 罗灵娜. 学校心理健康教育实务—活动课程设计 [J]. 教学与管理，2013，(1)：41.

第三，学校心理健康教育课程注重心理健康知识的传递。学生需要了解心理健康的基本知识，包括心理健康与心理疾病的区别、常见的心理健康问题及其预防、心理发展阶段等。这有助于学生更好地认识自己和他人，理解心理健康对整体健康的重要性。

第四，学校心理健康教育课程还关注应对挫折和压力的技能培养。生活中的挑战和压力是不可避免的，学生需要学会有效的应对方式。这可能包括情绪调节、问题解决、积极思维等方面的技能培养，以提高学生在面对压力时的心理适应能力。

总体而言，学校心理健康教育课程的目标是培养学生全面健康的心理素质，使他们更好地适应学校和生活的各种挑战，提高生活质量。这一课程在培养学生的情感管理、人际关系、心理健康知识和应对压力的能力方面起着积极而重要的作用。

第二节 学校心理健康教育课程设计原则与流程

一、学校心理健康教育课程设计原则

（一）主体性原则

心理教育课程强调要尊重学生的主体地位，要相信学生具有自我提升、自我发展的内在潜力和需要，注意调动学生的主动性、积极性，给学生提供施展自己才华、发泄自己负面情绪以及自由发表看法、互相争论探讨的环境和宽松、民主的心理氛围。心理健康教育的目的，"是为了培养全体学生良好的心理素质"[①]，而学生又是心理发展的主体，因此，在教育中要遵循学生的主体性原则，不管何种形式的心理健康教育，都必须先以学生心理素质实际为出发点，将课程实施的主导权交给学生，使学生的主体地位得到实实在在的体现。心理健康教育的内容应按学生特定年龄阶段的身心特点、发展规律、特殊的心理行为问题来组织安排，这显然是以学生为主体设计的。离开学生

---

① 陈汉英. 学校心理健康教育[M]. 杭州：浙江大学出版社，2019：195.

主体，心理健康教育的全部内容都失去了意义。

（二）情境性原则

不同的活动情境对心理的作用及引起的心理感受是不同的。学生心理健康教育课程的组织首先应该是情境的组织。真切的情境氛围为课程的开展提供了易于感受、易于体验、易于激发的心理空间，使置身于其中的每一个人都受到感染和熏陶，并激发其探究的方向，为课程的开展做出铺垫。学生心理发展的目标是无法通过直接传授知识达到的，而需要提供良好的发展情境。情境设计的关键是强化主体的积极能动性，使其自主地投入活动之中，进行心理的自主建构。心理健康教育课程要提供一种真切的情境，才能把学生带入"可思可感"的境界，了解自身的心理世界，进而建构自己的心理结构，生成自己的价值理念。心理健康教育课程强调心理知识的情境性，要鼓励学生把学到的心理知识应用到自己的生活当中，在生活的具体情境中来总结和检验新学到的知识，使学习走向"思维中的具体"。

（三）体验性原则

心理健康教育课程的主要任务是帮助学生解决其成长中遇到的各种心理问题，培养良好的心理素质。因此它必须以个体的经验为载体，使学生通过自身的阅历实现感悟，以促进心理的反思与构建。只有借助于学生自身的体验、感受和感悟，重视学生个体内在的心理历程的影响，才有利于学生将所学的外在的心理知识内化为自身良好的心理素质。只有借助于体验，才能促使学生去主动探究，不断感悟与思考，充分发挥学生主体的主动性和创造性。

（四）活动性原则

学习就是知识内化为经验、经验外化为知识的过程，离开主体的活动，知识建构就无法进行。心理学认为，人的心理品质是在活动中展示也是在活动中发展的。活动是主体与客观事物交互作用的过程，是个体内部心理活动外显的过程，也是外部客观信息内化的过程。学生心理品质的发展是通过一定的教育引导，使主体自身在活动中自主定向、自主选择、自我完善、自我建构的过程。因此，通过活动实施心理健康教育最为真实，也最为自然。从一定意义上而言，人的心理机能的发展是难以通过直接的"教"的方式来进行的。"教"只是提供外围的情境、提供有助于心理发展的心理空间、提供有助于学生自主选择的物质与精神条件。学生心理健康教育课程要求教师设计自主性活动，教师可以进行活动的设计和导向，但无法主宰活动的进程，更不应该剥夺学生交流和选择的机会。可见，学生心理健康教育课程是一种自我教育的课程，这种自主性是通过学生的自主活动来实现的。

（五）可操作性原则

可操作性可以理解为两个方面：一是在教学目标上，避免把活动设计得理想化、模糊化、空洞化，而是需要将教学目标具体化，以实际的、可操作的、通过努力能达到的具体目标为着眼点，将高深的理论和泛泛的口号转化为实际的行动指令。例如，为培养学生的高尚人格，可以设计一些以"认识自我，了解自我""增强自信心"等为内容的活动，遵循"小步子""分阶段""循序渐进"的原则来达到长远的、最终的目标。二是教师在组织课程内容及活动形式时，要符合并满足学生的正当需求。课程内容要与学生的年龄特征相适应，符合该年龄阶段学生的心理发展需要，这样学生才能有兴趣自觉投入课程当中。在设计活动时，要充分考虑到每个学生的实际操作水平和接受能力，形式要灵活多变。

二、学校心理健康教育课程设计流程

（一）确立活动目标

在设计心理健康教育课程前，教师需要十分明确活动目标，按照学生特点，确立本次活动课的主题及具体明确的目标。

第一，确定选题名称。单个主题设计指如何针对某一具体心理健康教育内容制订实施计划，即设计好一个主题的课。单个主题设计要考虑每个主题的名称、教学目标、课时、教学场地、教学前的准备工作、教学活动持续等。心理健康教育课程选题应要求主题鲜明、活泼，能够引起学生兴趣，与学生的实际生活密切联系，从学生最渴望得到解决的问题入手。

第二，理论分析主题。主题与单元名称确立后，要对与该主题有关的理论做认真的研究与分析。要对学生心理特征与发展目标进行理性分析，把收集到的感性材料概括化、理论化，通过学生展现出来的心理现象看到心理发展的本质，提出具有科学性、针对性和实效性的训练思路。

第三，制定活动目标。根据理论分析，结合学生的实际情况制定出相关的活动目标。目标要具体、明确。目标越具体、越详细，实施起来就越便利，越容易实现。有些活动设计，目标定得太高，教师在活动的时候就不好把握，操作难度大，甚至容易使活动失控，不利于目标的实现。

（二）选择活动策略

在学校心理健康教育的课程中，对于活动课的主题和目标，我们需要巧妙地结合活动内容和多种资源，以精心选择有效的活动策略与方法。心理健康教育课程的设计应当根据活动的目标和内容来灵活运用相应的教学方法。有时，可以坚持使用一种教学方法贯穿整个课程，而在其他情况下，则可以灵活运用多种教学方法，使教学更为生动丰富。

在选择教学方法时，教师不仅需要考虑教学的具体目标，还需要深刻理解学生身心发展的规律。这意味着教师应该根据学生的年龄、认知水平和情感发展阶段来调整教学方法，以确保教学更贴近学生的实际需求，并更好地促进他们的心理健康成长。

综合运用各种教学方法的决策不仅有助于提高学生对心理健康知识的理解，还能培养他们的社会情感技能。因此，教师在教学方法的选择上应当既有目的地符合教学目标，又要敏锐地顺应学生的发展特点，以确保心理健康教育课程的有效实施。

（三）明确活动内容

单元设计的核心在于设计并明确活动的内容和流程，这一过程是辅导活动成功实施的关键，因为它规范了辅导活动的内容、过程以及具体步骤，确保活动从开始到结束都有清晰而详细的指导。

在学校心理健康教育课程的设计中，教师需要具体而明确地规定活动的准备工作、活动对象、活动步骤、注意事项以及必要的提示等方面的内容。这些要素应该被详细列入活动方案中，以确保活动能够顺利展开。活动方案的制定应当充分考虑到参与者的需求和学习目标，为教学活动提供了清晰的指导框架。

一个完善的活动方案应该包括从活动开始到结束的每个阶段的具体说明，这包括活动的引导阶段、主体内容展开阶段和总结反馈阶段。在每个阶段，教师都需要提前考虑可能遇到的问题，并准备好相应的解决方案，以确保整个活动的顺利进行。

通过明确设计活动内容与流程，教师能够更好地应对各种情况，提高活动的有效性，促进学生的全面发展。这样的详细规划有助于确保教学活动有序进行，最大限度地发挥教育效果。

（四）进行活动准备

学校心理健康教育课程的活动的成功实施不仅仅依赖于活动内容与流程的设计，还需要全面考虑活动时间、空间规划、相关人力、物力，以及学校行政和社区资源的取得与协调。实际上，一节活动课的实施可能涉及多个学科知识领域，而教师独自难以解决所有问题。因此，在活动前，心理辅导老师应该做充分的准备工作，主要包括以下方面：

第一，确定活动的时间安排是至关重要的。教师需要充分考虑学生的日程安排，确保活动时间不会与其他重要课程或活动冲突。同时，活动空间的规划也需要仔细考虑，确保学生能够在良好的环境中参与活动，有助于提高活动的效果。

第二，活动的实施还需要相关人力和物力的支持。心理辅导老师可与其他学科教师、辅导员以及学校行政人员合作，共同参与活动的筹备和实施。这包括分工合作，明确各自的责任，并确保所有参与者充分了解活动的目标和流程。

第三，获取和协调学校行政及社区资源也是活动成功的关键因素。这可能包括借用教室设备、寻求专业支持或邀请社区专业人士参与活动。在课前，心理辅导老师应该积极与相关单位和个人联系，确保所需资源的充分准备。

第四，为了更好地应对复杂的教学任务，心理辅导老师还可以在课前查找各种相关理论或案例，并在需要时提供相关资料或具体参考，以供在活动中参考使用。这有助于为活动提供更全面、深入的教学支持，确保活动的顺利进行和取得理想的效果。

（五）活动总结

活动总结在心理健康教育活动课程中扮演着至关重要的角色，它不仅仅是对一堂课的收官，更是学生对新知识和体验进行深度思考的关键时刻。通过认真而有目的性地设计活动总结，教师可促使学生更牢固地掌握所学的心理健康知识，同时激发学生对这些内容的更深一层次的理解和体验。

在心理健康教育课程的活动总结中，教师有机会引导学生将新认知和感悟融入他们的思考和生活中,这不仅有助于学生将抽象的概念具体化,还能够帮助他们建立与日常生活相联系的实际应用。通过这个过程,学生不仅在课堂上获取知识,更能够将其运用到实际情境中,达到知行合一的目标。

一场经过精心设计的活动总结还能够激发学生的主动学习兴趣,培养他们对心理健康话题的深刻关注。教师可引导学生提出问题、分享个人体验,并鼓励他们通过小组讨论或个人反思的方式总结。这种互动式的总结不仅使学生更积极地参与其中,还能够促进他们思考和交流,共同构建对心理健康的全面理解。因此,通过有计划和引导的活动总结,教师不仅巩固了学生的学习成果,也为他们提供了更深层次的认知和体验,使心理健康教育更具实际应用和深远影响。

第三节 学校心理健康教育课程设计形式与实施

一、学校心理健康教育课程设计形式

学校心理健康教育课程的性质之一就是活动性,根据学生的心理特点和需要,调动学生的兴趣和积极性,使其产生真正的内心体验。实际教学中,教师可根据教学目标和内容选择不同的活动形式。学生心理健康教育课程的常用活动形式如下:

(一)操作型的活动

操作型的活动主要通过学生的言语和动作的操作活动来达到心理健康教育的目的。

1. 开展心理游戏

心理游戏是学生普遍喜欢的活动,有益的游戏能给他们以快乐并使他们从中受到教育。游戏能尊重参与者的人格,能宽容参与者真情的流露,能满足参与者展示自我的需要,它具有欢乐性、自主性、创造性、契约性和互动性等特征。游戏法可应用在心理健康教育的很多内容中,如协助交往、增强团队凝聚力、增强学习效果、增强耐挫力、增强自我意识的游戏等。心理游戏有多种分类,它可分为竞赛性游戏和非竞赛性游戏,也可分为破坏性游戏和建设性游戏等等。不同种类的游戏能起到不同的心理效果,如竞赛性的游戏可培养学生的竞争意识和团结合作的精神;非竞赛性的游戏能减轻紧张或焦虑,使学生获得轻松愉快的情绪体验。

2. 心理测验

鼓励学生参与智力、性格、态度、兴趣、职业能力、心理健康等多方面的心理测验,旨在引导学生进行深度的自我反省和自我分析。通过这些测验,学生能够更全面地了解自己在各个方面的特点、长处以及有待改进的地方,从而为个人成长和发展提供有益的指导。

通过智力测验,学生可更清晰地认识自己在认知和问题解决能力上的优势和挑战。性格测验则能够帮助学生了解个体的性格特征,包括行为倾向、社交风格和应对压力的方式。态度和价值观的测验则有助于学生深入思考自己对于生活、学业和社会的态度,促使他们更清晰地明确个人的核心价值观。

兴趣和职业能力的测验能够帮助学生发现自己的兴趣爱好和职业潜力,从而更有针对性地规划未来的发展方向。心理健康测验则有助于学生认识自身的情绪状态、应对压力的方式,为保持身心健康提供更深入的理解。

通过这些自我测验,学生可积极参与自我探索的过程,增强对自己的认知。这不仅促进了个体的自我发展,还为教育者提供了更精准的个性化指导和支持。总体而言,通过多维度的心理测验,学生能够更全面、深入地认识自己,为未来的学业和职业规划提供有力支持。

(二)讨论型的活动

讨论活动可以促进同学间集思广益,沟通思想感情。讨论型的活动主要包括以下内容:

第一,专题讨论。在某一阶段时间内针对学生普遍面临的问题进行专题讨论。例如针对青春期学生讨论异性交往问题,在考试前讨论有关考试焦虑问题。

第二,脑力激荡。脑力激荡这种方法是利用集体思考和讨论的方式,使思想观念相互激荡,发生连锁反应,以引出更多的意见和想法,主持讨论的老师要鼓励学生发表意见或想法,允许异想天开,想法越多越好,不鼓励批评的意见,但可以将别人的意见加以组合或改进。

第三,小组讨论。每个小组由若干人组成,在小组讨论中每人发言一分钟。

在发言之前,最好组织小组成员共同讨论题目几分钟。这是一种人人参与而且省时的好方法。

第四,意见箱。要求学生(不署名)将意见和问题投入意见箱中,在心理健康教育课程上,向全班读出,大家共同讨论。

(三)角色扮演活动

角色扮演法就是通过让学生扮演或模仿一些角色,重演部分场景,使学生以角色的身份,充分表露自己或角色的人格、情感、人际关系、内心冲突等心理问题,进而起到增进学生自我认识,减轻或消除心理问题,发展心理素质的一种教学方法。角色扮演有澄清问题、疏解情绪、塑造行为和成长心智的功能。例如,一个成绩有待提高的学生,对自己的能力缺乏信心,畏惧学习,辅导教师让他扮演进入考场的学生,从而了解自己内心感受和问题的所在,再通过角色的转换,扮演考试成功者,使他尝试新的行为和获得新的体验。由于角色扮演生动有趣,不但可减轻学生的心理压力,帮助学生了解自己,而且可促进班级内学生思想感情的交流,提高学生的社交能力,在心理健康教育课程中可经常运用。

在心理健康教育课程中,可应用的角色扮演方法一般包括以下内容:

第一,哑剧表演。辅导教师提出一个主题或一个情景,要求学生不用言语而用表情和动作表演出来。表演可由一人或多人完成。例如,让学生表演"见面时……""生气时……""开心时……""等待"等。这种方法可以促进学生非言语沟通能力的发展。

第二,心理剧。心理剧是一种探索心理和社会问题的方法。心理剧是西方最负盛名的团体心理治疗技术之一,它是通过特殊的戏剧形式,让参加者扮演某种角色,以某种心理冲突情景下的自发表演为主,将心理冲突和情绪问题逐渐呈现在舞台上,以宣泄情绪、消除内心压力和自卑感,增强当事人适应环境和克服危机的能力。心理剧能帮助参与者通过暖身,进而在演出中体验或重新体验自己的思想、情绪、梦境及人际关系,伴随剧情的发展,在安全的氛围中,探索、释放、觉察和分享内在自我。这是一种让参与者练习怎么过人生,但不会因为犯错而被惩罚的方法。

心理剧是一种让来访者的感情得以发泄从而达到治疗效果的戏剧。但它不是观赏性质的戏剧。在本质上,我们把心理剧直接看作是一种心理疗法。心理剧的设计具有原创性,没有剧本,演出不是事先设计的,需要具有创造性的指导者来领导。心理剧的演出有一个规范就是需要在有经验的指导者的指导下才能演出,如果导演不当可能会对心理剧的参与者造成伤害。

常见的心理剧技术包括:①空椅技术,这种方法只需一个人表演,适于社交方面有困难的学生。让学生扮演内心相冲突的双方或扮演学生所不满的另一人。具体做法是将两张椅子面对着放好,要学生坐在一把椅子上,面对另一把椅子,大声说出自己的某一类观点,然后再坐到另一把椅子上说出相对立的一类观点。若是表演与他人有冲突,则在另一把椅子上扮演他人,以此来增加扮演者的自我知觉和对他人的知觉。②魔术商店。辅导教师扮演店主,店里卖各种东西,如理想、健康、幸福、财富、成功等。由学生扮演买主,说出自己最想要的东西及原因。然后辅导老师问他愿意用哪些东西来交换。用这种方法来了解学生的需要和价值观,帮助学生树立正确的价值观和生活观。

二、学校心理健康教育课程设计实施

(一)学校心理健康教育课程设计实施的内容

第一,热身活动。心理健康教育活动课程是心灵与心灵沟通的过程,为此必须营造安全、开放、轻松的气氛,让学生进入一种放松、温暖的情绪状态,在活动中获取成长经验。有效的热身活动对保证活动顺利开展和取得成功是十分必要的。热身活动形式很多,如动作类热身活动、自我介绍等。

第二,创设情境。"活动"和"体验"是心理健康教育课程最核心的两大因素。心理健康教育课程是通过创设良好的心理情境,开展富有启发意义的活动,以造成学生的认知冲突,唤醒学生的体验,获取成长经验。心理健康教育课程不在于解决"知与不知"的问题,挖掘"情"是课程成功的关键。情的唤起是起始,情的体验是过程,情的升华是宗旨。

第三,促进集体交流,共同分享经验。促进集体交流与分享是心理健康教育课程的精彩之处。教师在课程实施时应充分利用集体的教育资源,让学生在与同学、与教师之间的互动中,形成自我改变的良性机制。活动是心理健康教育课程的核心因素,但不能为活动而活动,集体活动后的分享是十分重要的,它有引导学生领悟及自我探索的作用。

第四,联系自我,引发领悟。心理健康教育课程是学生的自我教育活动,它以他助—互助—自助为机制。通过集体交流活动,在真诚、理解、接纳和鼓励的态度面前,学生倍感安全和自由。他们开始抛弃用来应付生活的伪装,力图发现其中更本质、更接近他自己的东西,能真诚面对与探索自己的内心世界。因此,教师应充分调动学生自身资源,鼓励学生做深入的自我探索,而不是依靠教师的说教或社会规范的灌输。让学生在适度的自我开放中,通过集体活动进行自我检查、自我领悟、自我实践,促进自我成长。

第五,整合经验,促成行动。学生的参与以及彼此间的回馈,使学生能把别人以及自己在活动中获取的新经验与原有经验加以整合。在此基础上,教师应鼓励学生采取行动和进行演练,以确保心理健康教育活动课程效果知、情、行的统一。

第六,提供回馈。在活动课结束前提供师生之间、学生与学生之间的反馈机会,不但能强化课程的效果,而且为延续下一堂课奠定了一个良好的基础。

第七,活动延伸。活动延伸是一堂完整的心理健康教育课的重要组成部分。教师应鼓励学生把课程中领悟与演练的成果迁移到正常生活中,还应充分发挥"学校—家庭—社会"这一心理健康教育网络的支持作用。

第八,总结与评价。课程的总结是心理健康教育课程取得预期教育效果的关键,教师应引导学生将心理感悟予以升华和强化,不断激励自我、发展自我,而心理健康教育课程评价是促进活动课程自身改进和不断修正的机制,它也能引发新的设计思路。

(二)学校心理健康教育课程设计实施的要领

为了提高学校心理健康教育课程的实施效果,应该注意以下方面的问题:

1. 注重感受

心理辅导不是说教、安慰、训导,也不是逻辑分析;辅导是心灵的碰撞、是人际的交流、是情感的体验,是帮助一个人自助的过程。

心理辅导的过程是学生的认知结构、情感体验、行为方式在辅导教师的干预下进行调整、重组、统合的过程。这个过程是一个主动的过程,而不是单纯依靠外力实现的"塑造""教育"的过程。

心理辅导活动课的根本取向,并不是要让学生懂得几条心理学的原理,或者掌握几种调节心态的方法技巧,而是要促使学生在团体的助力下,审视自己的内心,反思自我的成长,思考学习,思考人生,思考自我与外界的关系,以推动自我的完美发展。

2. 注重引导

心理健康教育主要应该是"非指示性的",教师不应该对学生做强制的说理和武断的解释,必需的暗示、忠告、说服等"指示性"手段也只能最低限度地使用,即力求"随风潜入夜,润物细无声"。辅导主要应该是非指示性的,辅导应该以学生为中心,但也不能排除辅导教师必要的指示、暗示和忠告。

3. 注重交流

注重交流是一种非常简单却又很容易被教师忽视的操作规范,它是辅导过程有没有动态气氛的关键。心理健康教育课程与个别辅导的最大区别,就在于学生是通过群体交流产生的影响力来调整自己的认知、态度、情感和行为的。辅导课程的重点应放在学生与学生的交互作用上,主要通过学生之间的相互影响力来达到辅导的目标。从实践经验来看,动笔不可过多,时间不可过长,否则团体氛围立刻就被冲淡了。

4. 注重目标

心理健康教育课程最重要的是把握好辅导理念和辅导目标,如果只考虑形式和手段,就很可能会是舍本求末。多媒体教学手段或电教手段主要应该用于呈现情境或思考性的讨论题,尽量不要用来出示知识性的标准答案。现代化教学手段的辅助可为心理辅导课增添不少生气和便利,但这种手段的使用一定要服从于辅导目标的需要,不要只是为了变换一下形式。

5. 注重真话

信任使人感到安全,信任使人敞开心扉。人难免会有说错话的时候,但对学生在成长过程中出现的错话持一种宽容而积极的态度,可强化学生自我完善的意向与努力。团体辅导者的基本任务是确定良好的气氛,一种对团体成员接纳与信任的气氛,使每个成员不必防卫及隐藏自己,而是自由自在地表达自己,这样就足以使团体咨询产生效果,并促使当事人改变和成长。所以,在心理辅导课上,教师要努力培植一种讲真话、讲实话、不讲套话的风气,形成一种团体内的规范。需要注意的是,辅导教师一定要放下严肃的德育标准,给学生以真心诚意的宽容和谅解。

6. 注重氛围

心理健康教育课程是建立在成员之间相互信任、关心、了解、接纳的氛围中的一种互动的人际交往过程，每个成员的心扉就是在这种人际氛围中打开的。因此，催化出温暖、安全的团体氛围远比完美的理性探讨重要得多。

辅导的有效性主要依赖于辅导教师的行为所建立起来的班级社会氛围，这一氛围可激发学生做出积极的回应，并促使学生认知和行为发生变化。所以，营造坦诚、信任的团体氛围，消除学生对自由沟通和交流的防卫心理，是辅导教师最重要的责任、最主要的任务、最高超的技能，也是班级团体辅导活动最基本的环节。

辅导教师和学生的共同行为营造了辅导的氛围，而氛围一旦形成，又可以反过来改变学生的行为，有时甚至也会改变着教师的行为。所以，辅导教师要十分精心地致力于辅导氛围的营造和维护，不要急于求得辅导活动的完整结论而去中止讨论。

7. 注重应变

心理健康教育课程面对的是充满动感的学生个体和交互影响的班级群体，辅导现场的社会心态是千变万化的，教师必须灵活把握辅导活动的发展势头，不可刻板依照原定设计行事。

心理健康教育课程的实施过程是充满动感的，它的发展和推进往往是随机的、高度动态的。在师生双边多向和多种形式的交互作用下，学生的潜在能力会随时随地被激发出来，各种奇思妙想、各种生动的生活经历，会在瞬间奔涌而出，学生往往会妙语连珠、才思横溢，整个现场会变得生机勃勃、充满智慧的挑战，每个学生都会真切地感受到自己生命的意义和价值。活动过程是任何周密的设计都难以事先预料的。

因此，教师必须随机应变，随机引导，特别是当有的学生涉及多数同学关心的共性问题时，教师一定要及时抓住，充分展开。

8. 注重自我升华

领悟是学生克服心理不适应、促进自身发展的关键，它往往伴有深刻的认识飞跃。即使学生的自我升华还比较不成熟，教师也不可越俎代庖。课程的结束部分，应该是学生借助自己的内省、同学的回馈和辅导、教师的建议等，对自己的认知体系进行整理和重建的重要环节，这个环节也应该通过让学生主动参与来完成。

第七章 学生职业生涯规划教育

第一节 学生职业生涯发展规划

职业生涯规划,"是指个人结合自身情况以及机遇和制约因素,为自己确立职业目标,选择职业发展路径,制订教育、培训和发展计划等,并为自己实现职业生涯目标而确定行动方案"[①]。规划的实质是选择追求的目标和实现目标的最佳方案。因此,职业生涯发展规划的实质就是,结合自身情况及各种制约因素,为实现职业目标,制定一个完备的行动方案。换言之,就是指个人为自身的职业发展所做的策划和准备。

一、学生职业生涯发展规划的类型

按照规划的时间维度,学生职业生涯发展规划可以划分为短期规划、中期规划、长期规划和人生规划四种类型。

第一,短期规划:两年以内的规划,主要是近期目标,规划近期应完成的任务。

第二,中期规划:一般2~5年的职业目标和任务,是最常见的职业生涯规划。

第三,长期规划:指5~10年的规划,主要是设定较长远的目标,以及为实现此目标应采取的具体措施。

第四,人生规划:指整个职业生涯的规划,时间长达40年,设定整个人生的发展目标和阶梯。

学生职业生涯规划从短期到中期,再到长期,直至整个人生规划,如同

---

① 杨乐克. 大学生生涯规划与自我管理 [M]. 北京:北京理工大学出版社,2020:5.

台阶，需要一步步地发展。在实际操作中，跨度时间太长的规划由于环境和个人自身的变化难以把握，而时间跨度太短的规划意义又不大，所以，一般把职业规划的重点放在2～5年的中期规划，这样既便于根据实际情况设定可行目标，又便于随时根据现实的反馈进行修正或调整。

二、学生职业生涯发展规划的原则

（一）自我评估坚持主观与客观结合的原则

学生职业生涯规划要先做好自我评估工作。自我评估是分析和评价所有与个人息息相关的因素如能力、性格、情商、潜能和个性的过程。学生对自身进行全面的评价和分析是必不可少的步骤，如此才能更好地、更有效地认识自己。事实上，个人应该经常性地评估自己，不过这种评价一般不具备系统性和必然性，所以其科学性也不强。想要确保自我评价的系统性和全面性，就需要合理运用专业的职业生涯测评系统。职业生涯测评系统需要结合各个学科如组织行为学、人事测量学、统计学、管理学和心理学等知识，并能够全面系统地了解和掌握被测试者的职业性格、职业能力、职业价值和职业兴趣等，从而深入地了解自己的性格、能力、特长、兴趣和个性等，并且对自己的潜能和不足都有充分认识，如此才能算是完善合理的职业生涯测评系统。

学生的个人自我评价的显著特征就是主观性，哪怕采用职业生涯测评系统进行评价，也不能改变这一特征。所以，在职业生涯规划时，需要结合自我评价和他人评价。经由朋友、亲人等进行评估，有利于个人更加客观、真实地认识到自己的特长和不足等。所以学生进行职业规划时需要多听取其他朋友和家人的意见，从而更加全面客观地认识自己。

（二）分析环境坚持整体与局部结合的原则

个人发展的前提条件就是外部环境。在追求个人发展时要充分结合现实情况，准确地判断形势，并综合各种机会的优势，从而实现人生价值和职业规划。外部环境的影响作用是制定职业生涯规划不可缺少的影响因素，只有评估和衡量各种外部环境因素，才能让职业规划更加科学化、系统化。所以对外部环境的特征、变化情况和发展趋势予以客观把握，才能更好地发现自身的优势和不足，从而及时地调整目标，加强职业规划的可行性，并使自身的职业发展符合社会发展需求。

学生制订职业生涯发展规划过程中，不但要结合个人的条件，而且要考虑社会需要。分析社会整体经济发展状况，了解新兴产业和新经济特征等的影响作用，把握社会人才结构变化，才能更好地实现职业生涯规划的科学性和可行性，并促进自身的长远发展。职业生涯发展规划也会受到社会政治、经济、文化的影响，上述影响因素又会相互联系，相互作用。一个产业的兴起或者消亡可能只是一个政策的影响，所以职业生涯规划分析中也不能忽视社会政治、经济和文化的作用。

职业生涯发展规划中要充分考虑社会一般宏观分析的影响，不过不能全部依赖于社会一般宏观分析。首先，要把握未来预期就业的工作环境、任职条件、工作内容和需要具备的经验、能力和知识等，并根据自己的职业兴趣进行选择。学生要尽可能多地利用各种渠道来获得更多就职信息，而且还要重视职业实践的参与，从而加强对职业的认识和了解。其次，就业时还要综合当地的区域环境和经济情况来考虑。学生的职业选择不但受职业类型和自我属性的影响，还会受到社会生态环境差异的作用，也就是学生职业选择会受到组织和地区差异的影响。

第二节 学生职业素养教育

是否具备良好的职业素养直接关系到学生今后的就业和职业发展，所以我们应该重视学生职业素养教育，为学生行为的塑造和自身素质的养成奠定基础。

一、养成健全人格，塑造通用职业素养

培养健全的人格和打磨通用的职业素养是人生道路上至关重要的一环。塑造积极而强大的个性不仅有助于在各个领域取得成功，还能够深刻影响与他人的互动。首先，自我认知是建立健康人格的基石。通过反思和深入了解自己的信仰、价值观、优点和缺陷，一个人要更全面地认识自我。这种自我认知超越了表面层次，涵盖了对内在深处的深刻了解，帮助个体建立起对自我的明晰认知。其次，情绪管理是培养健康人格的另一个重要方面。掌握情绪的认知和调控，提升情商，有助于更好地理解个体内在的情感体验，以及

更有效地与他人交流。这种情绪智慧不仅能够帮助人们更好地应对生活中的压力和挑战，还能够促进更加积极、理解和支持的人际关系。在通用职业素养方面，责任心是一个关键因素。具备责任心的个体能够意识到自己的言行对他人和环境产生的影响，并愿意承担相应的责任。这种责任心不仅在个人层面表现出色，还在团队协作和组织中显得尤为重要。

综合而言，通过注重自我认知、情绪管理和责任心的培养，一个人可逐步打造出一个健全、积极、具备通用职业素养的个性。这种全面的发展不仅对个体的个人成就有着深远的影响，同时也有助于构建一个更加和谐、富有活力的社会环境。因此，将精力投入到培养健全人格和通用职业素养的过程中，无疑是人生发展中的一项重要而有益的投资。

二、领悟职业道德，锻造专业职业素养

深刻领悟职业道德并锻造专业职业素养是成功职业生涯的重要支柱。首先，理解和实践良好的职业道德是塑造个体专业形象的基础。遵循道德规范，保持诚信和透明度，对工作负责，都是建立可信赖、值得尊敬的职业形象所必需的，这种职业道德的体现不仅在业务层面，还包括与同事、客户以及整个行业之间的关系。通过坚守道德原则，个体能够树立起可持续发展的职业声誉，为长期职业成功奠定基础。

在专业职业素养的培养过程中，不仅要具备行业特定的技术和知识，还需要注重与他人的沟通和协作能力。良好的沟通技能能够确保信息传递的准确性，有效避免误解和冲突。与此同时，团队合作精神也是必不可少的。在团队中展现出协调、合作和领导的能力，不仅有助于提高整体工作效率，还能够塑造积极的团队氛围。此外，持续学习和不断提升自己的专业技能也是培养专业职业素养的关键。行业发展日新月异，保持对新技术和趋势的敏感性，并主动更新知识体系，将有助于保持竞争力。同时，培养解决问题的能力和创新思维，以应对职业生涯中的各种挑战，也是专业素养的一部分。

总体而言，领悟职业道德、锻造专业职业素养是在竞争激烈的职场中脱颖而出的关键因素。通过不断提升道德水平，与人为善，保持专业形象，个体可以在职业生涯中取得长期而稳定的成功。同时，注重沟通、团队合作，不断学习和创新，也将使个体始终处于职业发展的前沿。

第三节 学生职业能力教育

一、学生需要具备的职业能力

（一）积极的工作态度

一个人的工作态度是决定其能否胜任今后工作的主要因素。因此，企业很注重学生是否具有爱岗、敬业、务实等积极的工作态度，具体表现为：在工作中认真、细致、负责、勤奋努力、虚心好学，积极主动地去面对工作中的挑战、对工作有激情、肯吃苦、愿意从基层踏实做起等。学生要清楚地意识到工作态度对企业和自身发展的影响。一个人做事的态度，决定了他日后成就的高度。

（二）扎实的知识基础

在现代生产中，企业对复合型技术人员的需求增加，要求既熟练掌握或精通专业技能、有扎实的专业知识基础，同时也具备相关专业或其他专业方面的知识。因为这样的毕业生能很快地适应环境，发挥作用。同时，专业之间的结合往往就是创新的源泉，就是企业的竞争力。

因此，学生不仅要把自己的专业读精读深，而且要跨领域、跨专业学习，考虑本专业和其他专业结合的机会。对自己专业不够喜欢的同学也要思考，当下的专业和喜欢的专业有没有结合的机会，这样不仅可以增加学习的兴趣，还可能是一个非常好的契机。只有善于学习、不断学习，才能紧跟时代的脚步，才能适应企业不断发展的要求。

（三）较强的学习能力

不管学生在学校的知识基础有多扎实，到新的工作岗位上几乎都要接受培训，接触新的知识和技巧，这是学生快速成长和适应工作的最佳途径。只有具备较强的学习能力，才能在工作中触类旁通，遇到问题能及时看到症结所在，并能及时调动自己的知识和能力，制定出可操作的方案。因此，培养较强的学习能力，不仅是学生在学校教育阶段顺利完成学业的必要条件，也是学生步入职场后能够快速适应工作环境和获得职业发展的主要条件。

（四）良好的心理素质

在竞争激烈的环境中能否承受较大的工作压力，能否在工作中经受批评、打击是学生能否在企业立足和发展的重要因素之一。心理素质的好坏，直接影响到学生能否在艰苦或不利的环境中调整自己，保持积极进取的状态。企业和社会欣赏勤奋、上进、肯吃苦的年轻人。毕业生在未来的道路上，总会遇到各种各样的困难。因此，在学生时代就要做好思想准备，培养自己敢于拼搏、吃苦耐劳、不断进取、百折不挠的精神，提高抗压、抗挫折能力以适应未来的社会竞争。

（五）较好的团队合作能力

企业发展离不开团队合作，个人成长也离不开团队成员的帮助。企业的兴衰成败在很大程度上取决于其成员相互协商、相互尊重、相互凝聚的程度。所以企业非常看重学生的团队协作精神。学生也只有将个人融入团队，个人发展才会更加顺利。学毕业生在校园时代可利用很多合作和实践的机会，培养团队意识和积累合作经验，必定受益匪浅。

（六）优秀的人际沟通能力

现代社会，沟通无处不在。企业需要的是能够运用自己良好的沟通能力与企业内外有关人员接触的学生，能够合作无间、同心同德、完成组织使命和目的的学生。学生进入公司，没有良好的沟通能力，就难以很好地与他人合作共事，影响工作开展。良好的沟通能力也是学生在面试时展现优势的助力。

二、学生职业能力的培养途径

第一，在生活中培养。一个人的习惯、个性并非一朝一夕形成的，而是长期行为的结果。个性习惯就是个人素质的真实写照。所以，学生培养自己的职业素质必须从日常的生活细节及点滴做起。在生活中注意培养良好的行为，进而形成良好的习惯，最终成为自身良好的个性，自然而然就能表现出良好的素质。

第二，在课堂内积淀。扎实的专业理论知识是发展专业技能的基础。学生可多向老师、学长、前辈们请教，充分利用图书馆等校园资源，夯实专业知识，扩充专业知识面，丰富知识储备；学会自主学习，学习和掌握科学的学习方法和思维方式，培养系统观察、分析、质疑、反思的能力和习惯。同时，学生应该注意专业互补课程的学习。毕业生如果拥有较高的人文素养也会为职业生涯增色很多，更容易在竞争中脱颖而出，尤其理工科学生，更要注重人文课程的学习，提高自己的人文素质；而文科学生要注重理科知识的学习，培养自己的理科思维。

第三，在课堂外拓展。课外拓展是提高自身综合能力的良好途径。校园内经常会举办的各种学术讲座、文化讲座、专题讲座，常会邀请海内外知名人士、某领域专家学者、社会各界精英到校与同学们分享他们在各自领域的体验和人生感悟。学生应抓住机会积极参加，虚心聆听优秀人物的观点、见解、创业史和人生经验等，了解学校以外的多彩世界，不仅拓宽视野，增长见识，还优化思维模式。同时，竞赛可激发创新思维，是提高创新能力和解决具体实际问题等综合能力的有效途径。有条件的学生可争取机会多参与一些竞赛项目，不仅有利于融会贯通所学知识，提高发现问题、解决问题的能力，拓展创新能力和实践技能；同时也是考验和锻炼学生直面困难与遭遇挫折的勇气、探索问题的毅力和团队协作能力的好机会。

第四，在社团中锻炼。学校园中，各种不同的学生社团就如同一个小企业。学生可根据自己的兴趣和需要，有选择地参加几个学生社团。在参与组织的活动中，体验到组织是如何运作的，同时还能锻炼自己的各种能力，如人际交往能力、沟通能力、团队协作能力、组织能力、领导和决策能力等。

第五，在实践中成长。实践出真知，实践长才干。实训、实习、兼职、勤工助学等实践活动是培养职业能力的有效途径。实训、实习过程，是运用理论、将理论和实践相结合的好机会，在实践中能更好地培养和提高动手操作能力。实习过程提供了真实的企业环境，让学生在一个真实的职业环境下，真正领会到未来工作岗位对专业技能的要求，得到了实际的训练，有助于综合素质和能力的培养提高，是积累工作经验，提升职业能力的好办法。兼职、勤工助学不但可以减轻经济负担，还可以了解社会。在社会实践中增强独立自主的能力，培养吃苦耐劳、克服困难的精神，以及服务他人的意识和责任感，是学生融入社会，获得较快成长的途径。

第六，在培训中强化。通过参加校内外的职业培训，强化专业知识，学习并掌握职业岗位所需的职业技能，获得相关职业资格证书，有助于拓宽就业范围，为职业生涯增添筹码。

第四节 学生择业心理偏差及调试

一、学生择业心理偏差的内容

学生在择业过程中可能受到各种心理偏差的影响，这些偏差可能导致他们做出不理性或不符合实际情况的职业选择。以下是一些常见的学生择业心理偏差的内容：

第一，家庭和社会期望：学生可能受到家庭和社会的期望影响，感受到选择某些职业更符合传统观念或更受社会认可。这可能导致学生过度重视这些职业，而忽略了自己真正的兴趣和能力。

第二，同伴压力：学生容易受到同伴的影响，感受到同龄人的职业选择，产生从众心理。这可能导致学生选择跟随大多数人，而不是根据自己的兴趣和才能做出独立的决策。

第三，过度理想化和理想职业：有些学生可能对某些职业产生过度理想化的期望，认为只有特定的职业才能带来满足感和成功。这种心理偏差可能使他们忽视其他适合自己的职业选择。

第四，焦虑和担忧：学业压力和未来就业的不确定性可能导致学生感到焦虑和担忧，影响他们做出理性的职业选择。有时候，学生可能会选择过于保守的职业，以规避风险。

第五，缺乏自我认知：一些学生可能缺乏对自己的充分认知，不了解自己的兴趣、价值观和潜在能力。这使得他们在择业过程中难以做出符合个人特点的职业选择。

二、学生择业心理偏差的调试

调试学生择业心理偏差是一项复杂但重要的任务，需要综合运用教育、咨询和实践经验。以下是一些调试学生择业心理偏差的方法：

第一，个性化咨询：采用个性化咨询方法，教育者和辅导员可深入了解学生的兴趣、价值观和潜在能力。通过一对一的沟通，帮助学生解构可能存在的心理偏差，使其能够更清晰地理解自己的职业目标。

第二，提供全面信息：为学生提供全面、准确的职业信息，包括不同职业领域的特点、发展前景、薪资水平等。通过提供信息，学生可更全面地了解各种职业选择，避免过度理想化或偏见的影响。

第三，引导实践经验：鼓励学生积极参与实习、实训或志愿活动，给他们提供深入了解不同职业环境的机会。通过亲身经历，学生能够更客观地评估职业选择，减少主观偏见的干扰。

第四，培养自我认知：引导学生进行自我认知的练习，帮助他们更好地了解自己的优势和劣势，明确个人的兴趣和价值观，可通过自我评估工具、反思和目标设定来实现。

第五，职业导向辅导：提供专业的职业导向辅导，协助学生制定长期职业规划。这包括设定短期和长期的职业目标，明确个人发展路径，有助于学生更加明晰地了解自己的职业方向。

第六，培养决策能力：强调决策过程中的客观性和理性，帮助学生培养健康的决策能力。教导他们充分考虑职业选择的长远影响，不仅仅关注眼前的利益，有助于减少焦虑和不良的决策偏差。

第八章 积极心理学视角下的心理健康教育

第一节 积极心理学的主要内容与特征

一、积极心理学的主要内容

(一)积极心理学的研究主题

1. 积极体验

(1)幸福感。幸福感是研究人类良好存在的科学。幸福感的研究在积极心理学研究中占有十分重要的中心地位,是目前积极心理学研究成果最为丰富的主题。当前幸福感研究内容正在发生变化,形成了以主观幸福感研究为首的主观幸福感、心理幸福感、社会幸福感并存的局面,从而构成现代幸福感研究的多元化视角,并走向相互促进、综合发展的新格局。

第一,主观幸福感。主观幸福感有三个组成部分:生活满意、高水平的正性情感和低水平的负性情感。主观幸福感研究涉及主观幸福感的本质、影响因素、心理机制、评估,以及如何增进人们的幸福感水平等。积极心理学家对生活事件与主观幸福采用多种测量技术与方法,当前研究已形成了以结构化问卷测量为主体,并结合其他评估技术的多样化测量体系,增进了对主观幸福感的全面了解。

第二,心理幸福感。心理幸福感是基于实现论的哲学观而提出的一种不同于主观幸福感的概念模型。心理幸福感的概念模型是人的心理机能良好状态、人的潜能的充分实现,具体而言,就是重视积极的自尊、社会服务、生活目的、友好关系的普遍意义，与主观幸福感的快乐体验模型是不同的。目前主观幸福感与心理幸福感的概念体系与测评指标相互补充，共同揭示幸福感的本质，勾画幸福感的全貌，从更高层次统摄幸福感，全面揭示幸福感，促进幸福感评估技术有效、广泛的应用。

第三，社会幸福感。社会幸福感是幸福感领域最新的研究视域。社会幸福感研究用于评估和谐社会下公众的生活质量、监控和谐社会发展进程中的进步或后退、衡量和谐社会的政策效果，评估以提高社会生活质量为目的的政策尝试、为制定和谐社会下人民生活质量评估指标体系提供依据和参考。当前的研究从四个维度，即需求满足维度、相对标准维度、目标维度和文化维度来探讨社会幸福感形成的过程。

（2）快乐。快乐作为一种积极体验也是积极心理学的研究重点之一，人们从认知、跨文化、人际关系、进化等多种角度研究。从生物进化的角度看，快乐既是人类追求的目标，更是人类进化过程中形成的一种心理机制。比较那些快乐的和不快乐的人，发现他们在认知、判断、动机和策略上都有所不同，并且这种不同经常是自动化的，并未被意识到。亲密的人际关系，包括友谊和婚姻，对于快乐有较大的影响。拥有亲密朋友的人更快乐一些。

（3）积极情绪与健康的关系。积极的情绪可增加人的心理资源，积极情绪有利于身体健康。积极情绪不仅能够降低传染性疾病的感染风险，还能影响非传染性疾病病情、病程及死亡率。反观消极情绪，带有消极情绪的人在面对重大事件或疾病的过程中会形成超负荷的压力，不利于身体健康和疾病治疗。此外，积极情绪可增加个体的人际资源，有助于个体保持良好的情绪，建立健康的生活方式，并促进解决人际问题。

2. 积极人格

积极人格的存在是积极心理学得以建立的基础，这方面具体研究包括积极品质、美德与力量的分类、乐观、自我决定、成熟防御机制、智慧、创造性等，本书重点介绍美德与力量的分类、自我决定论、乐观、创造力与天才培养领域的研究成果等。

（1）美德与力量的分类。积极品质研究的最大的成果是对人类美德与力量的分类，这不仅是对人类积极品质的明确，也是对不同版本的精神障碍与统计手册的正向补充，其展示的是跨文化背景中一致认同的力量与美德。

（2）自我决定论。自我决定理论试图规定自我组织行为和社会整合行为的基础,包括基本动机、发展、社会心理等方面,为每一组成部分都提供了严格的经验性证据。个体的这种行为是自动的自我整合,个体因此能充分地接近其认知资源和创造性资源。自我决定论假定所有人都有基本需要,人际关系和组织对个体心理需要的满足具有重要影响,若不能维持一个人的自主性、能力和归属需要,就有可能抑制他们表达内在动机的行为以及成长的能力。

(3)乐观。乐观也是积极人格研究中的重点之一。拥有乐观心态的人,往往会看到所遇人、事、物的积极属性,并选择性忽视消极属性。这样一来,虽然乐观心态的人看到的更多是生活的美好,但却是一种盲目的乐观,创造出的是一种虚假的现实感,掩盖了生活的多样性,无法触碰到生活的本来面目。基于此,心理学家提出了"现实的乐观",既要用乐观的心态来看待人、事、物,又要看到生活的现实性。现实的乐观介于过于悲观和盲目乐观之间,既承认消极的存在,又不会完全局限在消极中。这种观点很好地诠释了积极心理学的内涵,使人们可以感知生活的方方面面,提高个人适应现实社会的可能性。

(4)创造力与天才培养。创造力是产生新思想,发现和创造新事物的能力,是成功完成某种创造性活动所必须的心理品质,也是现代社会人才培养的重要内容。作为积极心理学的重要研究内容,创造力主要表现为发散思维和变通能力,研究表明,天才往往具有极强的创造力,他们在自己擅长的领域能够表现出极强的积极主动性和创造性,而这种天生的能力和属性大多与生活和家庭环境有关。

3. 积极组织系统

关于积极组织系统方面的研究主要集中在对人类幸福的环境条件以及影响发展,天赋得以体现、发挥的环境条件的探讨方面。总体而言,相对于其他领域的研究,积极组织系统的研究是积极心理学领域中研究较为薄弱的部分。

组织行为学以工作领域中的绩效改进为目标,将积极心理学运动思潮和取向引入到组织行为研究中,并将这种以积极心理学运动为基础和出发点的、全新的、积极取向的组织行为学模式称为积极组织行为学。

积极组织行为学是对积极导向且能够被测量、开发和有效管理,从而实现提高绩效目标的人力资源优势和心理能力的研究和应用。一般认为诸如自我效能感、希望、乐观、主观幸福感、情绪智力等能够被有效地测量、开发和管理的积极心理能力,与工作中的良好表现具有非常密切的关系,可以通过一定的方法和策略来予以改变和提高,并可以显著地提高工作领域的绩效。

管理心理学认为，应当努力培养组织成员的愉悦、兴趣、自豪和满足等积极情绪，因为这些情绪不仅能使个人观念发生改变，也能通过影响组织中的主体和客体而给组织带来变化，从另一方面有助于组织的兴旺和发展。

（二）积极心理学的重要意义

1. 平衡心理学价值

积极心理学采用科学的原则和方法来研究幸福，倡导心理学的积极取向，以研究人类的积极心理品质，关注人类的健康幸福与和谐发展。它不仅强调人们面对困境时要多思考，也指出在顺境中要积极正确地对待身边的人和物。积极心理学通过恢复积极力量与积极品质在心理学中的地位，从而体现了心理学价值的平衡。

2. 完善心理学功能

积极心理学对当代心理学功能的完善体现在以下两个方面：

（1）通过正向的心理评估与测量实现对人的全面理解。评估和测量是心理学的重要功能之一，积极心理学的兴起使得心理学的评估和测量变得更加全面、更加准确。积极心理学提供的是正向的心理评估与测量技术和标准，因此，积极心理学的出现可以做到对人的全面理解，从而实现心理学功能的完善。

（2）通过积极心理或行为干预体现真正的健康关怀理念。人的发展主要依靠自身具有的积极的积累，而不仅是问题的消除。积极干预是通过增强人的积极力量或积极品质，来实现问题的消解以及对健康心理的维护。积极干预不仅帮助人们消除了问题，而且还开发出了人类自身的积极品质。

3. 拓展心理学应用

从当前的发展态势来看，积极心理学不仅在心理学领域里取得了巨大的成就，而且其思想已经渗透进了多个社会领域。

（1）积极心理学在管理学领域中的应用研究集中在积极组织行为学上，通过直接领导和员工的实证研究，探讨心理资本及希望、乐观和坚韧性三种积极心理状态以及员工的工作绩效、组织承诺和组织公民行为之间的关系。结果表明，员工的希望、乐观和坚韧性三种积极心理状态与其工作绩效、组织承诺和组织公民行为成正比关系，状态越佳，积极影响越明显，而三种积极心理状态合并而成的心理资本与后者的影响同样呈现正比关系。

（2）在经济领域中，积极思想也取得了卓越的贡献。收益和损失是经济学对经济行为结果的两种不同定论，同样反映出不同人的心理状态。在实际生活中，人们往往会在利益结果上做出两种选择：①为了获得高回报收益而铤而走险。②为了获得可接受范围内的理想收益而规避风险。

（3）积极心理学在教育学领域的应用主要表现在积极教育。从教育的初始阶段就充分"激活"并注意保护受教育者的积极因素——天生的求知欲、自我意识和自我实现的进取心，因势利导地进行适当的教育，通过得到积极体验从而开发受教育者更大的积极潜力，那么学习过程就会变得非常愉快，成为又一次的积极体验。在教育学领域积极引入积极心理学的方法，与过于关注培养、发现学生应试能力以及改进学习问题的传统教育方式形成鲜明对比，逐渐成为各学校积极探索教学新模式的首要选择。

总而言之，积极心理学是近年来具有长远积极现实意义、适应现代社会发展的新型学科，在释放负面情绪、负面压力，激发动力和正能量方面将发挥重要作用，并将逐步渗透到社会学、教育学、经济学、管理学等重要领域，成为心理健康培养的重要内容。

二、积极心理学的基本特征

（一）倡导积极的取向

积极心理学是致力于研究人的发展潜力和美德等积极品质的一门科学，积极心理学从关注人类的疾病和弱点转向关注人类的优秀品质，将散落在心理学领域中的有关积极内容的研究集合在一起，用客观实证的方法来探索人类的积极品质和力量，倡导人类要用一种积极的心态来对人的许多心理现象做出新的解读，并以此来激发每个人自身所固有的某些实际的或潜在的积极品质和积极力量，从而使每个人都能顺利地走向属于自己的幸福彼岸。

（二）实现价值的回归

积极心理学不仅将着眼点放在积极品质的发掘与塑造上，更关注人类生存与发展，强调人的价值，使得心理学将研究视野从过多关注消极层面转到关注人类价值层面。积极心理学不仅仅是一门技术科学，而且也成为一门体现着更广泛的人文关怀的科学，积极心理学对人类福祉的深切关注实现了心理学价值的回归。

（三）坚持科学的实证

积极心理学的研究方法是在"扬弃"其他心理学分支研究方法的基础上发展而来的，具有个性化的研究方法，尤其要说明的是，积极心理学的研究方法实现了人文思想和科学技术的双重结合，既凸显了以人为本的中心思想，重视探讨人性中积极乐观等正面心理机制，同时又将操作性定义、评估方法、实验方法、干预手段、结果验证等科学方法引入到研究过程中，做到了科学性与实践性的有机统一。

第二节 积极心理学对心理健康教育的影响

一、促进积极心理健康教育目标确立

（一）明确教育对象

积极心理健康教育的对象是全体学生。学生心理健康教育不要仅仅把出现问题的一小部分学生看作是焦点。学生心理健康教育应该从积极心理学的角度出发，把目标投向所有学生，即便是那些看起来似乎心理比较健康的学生也应该得到足够重视和充分的心理健康教育，要实施针对全体学生的积极培养，寻求到能够增强学生积极品质之路，让学生对未来乐观并且充满希望，让学生不再自卑，对自己充满信心。要增加他们的积极情绪体验，让每一个学生真切感受到自己是心理健康教育的关注焦点，从心理健康教育中真正的受益。学生和老师们都要相应改变自己的观念，心理健康教育并不单单通过几个老师或者几节课程就可以达到应有的效果。要通过学校各个部门的通力合作，将心理教育纳入全校范围内的教育之中，为之提供好的环境，从根本上促进学生的成长。

（二）厘清教育核心

积极心理健康教育的核心是培养学生的积极品质。随着时代的发展，社会大环境给予了学生一个自由的发展空间，可是多元化也使学生在塑造人格的过程中有着太多不可确定的因子。当前的心理健康教育不应再止步于解决

问题，而应充分地挖掘学生身上的潜在能力，尽可能让他们拥有更多积极品质，从而达到最终塑造学生积极人格的目标。改变以往的做法，将优势定位与解决学生的心理问题放到同一高度，在解决了学生的问题同时，时刻关注他们的心理动向，培养他们的积极思维，让每一个人充分展现出他们的优势。学生心理健康教育不再是心理问题的代名词而是让学生获得幸福快乐的重要途径。

（三）确定教育目标

1. 初级目标——拓展积极体验

积极心理学认为，"人的潜在的积极力量是对抗心理疾病发生的有效的缓冲器，通过识别、发掘、调动与建构处于危险境地的人们所具有的内在潜在力量，将会产生更加有效的预防作用"[1]。因此通过拓展积极心理体验可以在实现积极力量的发掘与培养过程中达到"防患于未然"的效果，这较之于"亡羊补牢"有着不言而喻的先进意义。同时，增加积极心理体验也有利于保持积极心态与情绪，使人拥有阳光般的灿烂心情，这对维护心理健康以及提高工作、学习效率有着重要作用。在工作、学习、生活中的良好情绪体验也同样有利于增进心理健康，需要注意的是增加积极体验也是塑造积极人格的必要途径，是塑造积极人格的必要条件。因此积极情绪、积极体验作为积极心理学科学体系的相对微观层次，成为为人类筑起保护和增加健康的第一层台阶。

2. 中级目标——塑造积极人格

积极心理学的目标是实现从消极心理学到积极心理学模式的转换，实现从修复心理疾病到构建人类的积极品质的转变。为了实现这个转变，心理学研究必须把人类积极品质的建设引入到心理疾病的治疗和预防的最前沿中来。因此，培养学生的积极品质，塑造学生的积极人格，应成为新型心理健康教育的中级目标，努力使学生们成为拥有积极人格的人，能够客观地评价别人，能够正确地认识自己，能够扬长避短，努力挖掘自己的潜能，发挥自我价值；能够正确地面对现实、接受现实，从不回避和逃避现实；乐观向上，积极进取，

---

[1] 宋辉. 积极心理学视域下大学生心理健康教育[M]. 北京：北京工业大学出版社，2021：125.

不畏、不避问题、困难和挫折，努力去解决、去克服；言行一致，说到做到，拥有良好的信誉，拥有健康而合理的人生追求，能够正确地处理各种利益关系。

3. 终级目标——形成积极环境

积极环境是个大的概念，包括积极的个人环境、组织系统与社会环境。积极心理学的目标是促进个人与社会的发展，帮助人们走向幸福，使家庭幸福美满，使员工心情舒畅，使公众称心如意。因此，形成积极环境成为积极心理健康教育的最终目标。

二、有利于学生心理健康水平的提高

积极心理健康教育认为心理健康的人应当是积极的、乐观的、能很好地融入并适应社会的人。健康即在生理、心理和社会机能正常基础上的良好状态，对健康的这一新定义全面考虑了个体生理、心理和社会适应方面的综合状态，健康的个体应该有一种良好状态。积极心理学认为，每个个体身上都有两个方面的心理状态，包括消极和积极。传统心理健康教育以解决学生的心理问题、化解心理症状为主要方向，但是却较少关注学生身上固有的那些积极品质，心理健康教育应当关注这一方面，这样才是完善的心理健康教育模式。

心理健康教育向积极方向转向是顺应时代的发展，积极心理健康教育是对心理发展过程的障碍性问题作出积极的解释，也是一个处理和消解心理问题的过程。传统的心理健康教育是从"问题"出发，主要是针对心理疾病与基本适应问题，而忽视了心理健康的人应该是负责任的、勤奋的、独立的、积极的这些积极方面的因素。所以心理健康教育应该向积极的方面转变，关注学生积极向上的自我力量、自身的积极人格特质，使得心理健康问题从根本上解决。另外，学校、家庭以及社会都应当共同努力建立一个积极的社会支持系统，以帮助学生提升心理健康水平，同时为思想政治教育的开展建构一个积极有效的环境系统。

三、有助于学校和谐教育环境的形成

长期以来，学生心理健康教育往往将学生出现的心理问题归咎于专职教师、专职机构，并没有主动联合家庭和社会，形成家、校、社会紧密联系、共同协作、三位一体地促进学生心理健康发展的社会环境系统。积极心理学认为，人及其经验在环境中得到体现的同时，环境又在很大程度上影响人，家庭影响、文化规范、社会关系等都能够支持和发展人的能力及长处。学生所处的环境由家庭、学校、社会共同组成,所以创造和谐的教育环境有赖于三方的共同努力和通力合作。三者只有共同发挥各自的资源优势,才能为学生心理健康发展创建和谐的心理环境。

(一)引导家庭积极开展心理健康教育

家庭是社会的基本单位,是个体身心发展的重要场所,是个体身心发展最重要、最直接、影响最深入的组织系统。弗洛伊德的精神分析学认为早期经验对人后期发展的影响极其深远,甚至起到决定性作用。当代学生在独立生活之前基本上都是和父母生活在一起,父母所提供的家庭教育环境是他们早期经验的主要来源,父母对其人格及心理的形成负有相当大的责任。家庭教育以其独有的方式及优势在日常生活中使子女受到耳濡目染的影响,在孩子的教育中起到独特且十分关键的作用。因此,积极心理学建议学校一方面要通过各种渠道让家长了解学校心理健康教育工作的内容和效果,不断地与学生家长联系和沟通,另一方面,更要适当地引导家庭心理健康教育的开展,同时还要帮助提高家长的心理素质和心理健康水平。

家长对比孩子是长辈,所以家长要以身作则,给孩子做一个很好的榜样,因为父母的一言一行对于孩子而言都有着很大的影响。家长要引导孩子培养积极的品质,在平常的生活中要逐步渗透。培养孩子的抗挫折能力,在逆境中的抗压能力,同时也培养孩子在顺境时不骄傲、不自满的心态。而对这些品质的培养应该是引导的方式,家长对于孩子而言虽然是长辈,也可成为朋友,不要一直以高姿态来面对孩子,有的时候孩子更需要的是一个知心的伙伴。另外,家长要与学校积极地沟通,掌握孩子在学校的动向,家庭的心理健康教育与学校的心理健康教育达到同步的状态。要使家庭心理健康教育与学校心理健康教育同步,学生的身心健康发展与家庭有着直接的关系,而学校也有义务对学生的心理健康负责。

家长在与孩子的沟通上要选择正确的方式,随着时代的发展进步,和孩子的沟通方式也要顺应时代的要求不断地改变,使之能够更好的适应孩子的需求。和孩子做知心伙伴,让孩子能够把知心话和家长进行交流,融入他们的生活当中去,这样可以提高心理健康教育的实效性。家长要明确自身的责任,注重家庭心理健康教育的重要性,注重培养孩子的积极品质,提高并完善孩子的综合素质。只有这样才能更好地发挥家庭教育的功能。

（二）引导社会教育发挥心理教育功能

社会是一个整体，它从各个方面都在影响着个体，人也不能脱离社会而独立存在。积极心理学认为学生心理健康教育，不仅靠学校和家庭的教育与培养，还需要社会的普遍关注和进行正确的舆论引导。坚持正确导向，营造积极健康的舆论氛围，是营造良好的社会氛围的重要因素。广播、电视、报刊、网络等媒体，是培育良好公众心态和正确社会舆论的重要载体。要通过媒体切实把握好舆论引导的方向、时机、分寸和力度，着力营造积极向上、健康良好的公众心态和生动和谐的社会氛围。努力烘托与营造一个宽松、愉快的氛围，使生活于其中的人们感受到满足、乐观与充满希望。

在当前社会压力下，随着学生步入社会，很多的学生产生了心理问题，有的不能够适应社会，有的因不能找到好的工作而一蹶不振，还有的同学虽然步入社会但却没有处理好上下级之前的关系、同事之间的关系等。这些问题都体现出，学生在刚步入社会的时候不能够很好地适应社会，不能够很好地应对这变化。所以提前进行心理健康教育的社会支持对学生今后步入社会有很大的帮助。而提前做这些努力还要靠学校与社会各界的沟通。在学校举办各种类型的讲座，让学生接触不同领域的社会人士，通过与这些人的沟通，使得学生能够建立起自信，能够发掘自身的积极品质，更好地为步入社会做准备。同时社会各界、媒体以及一些其他机构，都应对这些刚步入社会的学生给予支持和鼓励。特别是贫困生和身体有残疾的学生，他们的身心本就很脆弱，我们更应该帮助他们、鼓励他们。例如，一些招聘单位在招聘时就不应有一些歧视性的条件。学校也应该积极与校外沟通，包括校外的一些心理辅导机构、居委会以及校外的一些志愿者服务队，要让学生参与到校外的活动当中去，去感知社会，也同样是积极体验，这样才能更有助于培养学生积极的品质。

（三）促成家、校、社会间的联动机制

家庭教育与学校教育要形成密切联系，不能是孤立隔断开的，要以多种形式相互沟通。家庭要把孩子在家里的表现反映给高校，高校也要把孩子的动向及时跟家长交流。当学生出现消极情绪时，要给予引导，发掘孩子的潜质，更好地培养他们。学校要及时调整培养方法，以适应变化着的社会，尽可能多的与社会各单位接触，积极地让学生投入到社会活动中去，加强他们的成熟程度；让学生做志愿者，使他们在为社会献爱心的过程中获得积极力量，

增加幸福感。要让学校、家庭以及社会之间形成关联，形成积极教育的良好环境系统，携起手来，在培养学生人格的道路上共同合作，让学生们身上拥有更多的美德。

积极心理学对个体所处的积极社会组织系统是非常重视的，积极心理学认为社会、家庭、学校、单位等处于和谐、健康的系统中是有利于一个人产生积极情感体验的，而积极的情绪体验最终使个体形成健康、积极的人格特征。因此，心理健康教育也应当关注积极的外在环境的建设，使得心理健康教育有一个有效进行的外在环境平台。

总而言之，学校、家庭、社会三者应相互配合，在理论和实践基础上不断地磨合尝试，达到一种全新的和谐状态。只有这个机制运营好了，才能在本质上改善学生的心理健康教育，才能使得积极心理学教育有更好的体现。

第三节 积极心理学视角下的心理健康教育模式

与传统以解决问题为导向的心理健康教育不同，积极心理学更加关注个体的长处和资源，通过积极情感、韧性、乐观等要素的培育，帮助学生更好地应对生活中的挑战。通常而言，积极心理学视角下的心理健康教育模式包括以下内容：

一、以课程为载体，构建心理健康课程体系

开设心理健康课是学校心理健康教育的重要内容，在课程教学中融入积极心理的理念，对于提高全体学生的心理素质和心理健康水平将有显著作用。完善心理健康课课程体系，既要有面向全体学生的必修课程，也要有针对不同主题和年级的选修课程。例如，构建"学生心理健康教育"必修课为基础，以"积极心理学""心理学与生活""沟通心理学"等课程为辅的常规化和系统化的课程体系。

另外，要注重心理健康课教学的改革，对于心理健康必修课而言，需要明确教学目标，设立清晰、积极的教学目标，重视学生积极心理品质的养成；丰富教学内容，选择合适的教学内容进行编排，注重心理问题防治与积极心理品质对学生生活的影响，将积极心理品质培养融入现有的课程内容中；改

进教学方法，采用体验式教学，引导学生体验积极情绪，教会学生激发积极情绪的方法，进而将学到的积极情绪激发技巧迁移到学习和生活中；转变教学考评办法，采用知识点考查、学习体会、技能实操体验等多维度的考核办法相结合，切实反映学生对心理健康知识层面和技能层面的掌握情况。

对于心理学系列选修课，教师可将当前积极心理学理论与研究成果，融入课程内容中，教学中增加体验性、参与性环节，凸显选修课的综合性和实际效果，通过课程传递积极心理学的基本知识，使学生通过课程，加强对积极心理的认识，最大限度地发掘自身潜能，实现心理素养和专业能力的提升，为未来的美好人生打下坚实基础。

二、以团体为媒介，设计实施心理团体辅导

人具有社会属性，只有成为团体的一分子，和团体发生联结、互动，人的社会性才能形成和发展，人的本质是人的真正的社会关系，心理学理论认为，团体对人的成长和发展具有重要作用，通过参与团体辅导活动，可以帮助学生客观认识自我，增长经验，激发、加深、增强情感体验，培育和提升积极品质。研究表明，团体辅导对于帮助学生正确认识自我，提升人际关系，缓解焦虑、抑郁等负性情绪，提高主观幸福感有显著作用。

在积极心理学理念指导下，设计并实施以提升主观幸福感、发现优势、提升创造力、生命意义等积极品质为主题的辅导活动。通过营造安全温暖、平等尊重的环境，让学生在团体中互动、分享、交流，觉察积极情绪，学习积极认知，培养积极人格品质。基于积极心理学理念设计的团体辅导活动，使得积极心理学理论转化为了生动可行的实践活动，让理论鲜活起来，同时也丰富和拓展了团体心理辅导的理论基础和类型。

三、以活动为平台，营造正向校园文化氛围

积极的环境是积极心理学关注的三个主题之一，良好的环境可促进学生积极品质的发展和展现，进而促进积极体验的产生。校园是学生日常生活和学习的主要场所，校园文化环境对学生的人格发展、性格塑造起着潜移默化的影响，校园文化环境包含了物质文化环境和精神文化环境，物质文化是校园文化建设的基础，而校园精神文化是校园文化的抽象和升华，学校应充分重视校园文化对学生发展的影响，发挥校园文化对促进学生积极心理品质形

成的正向作用，从物质文化和精神文化两方面营造出积极向上、充满活力和希望的校园文化氛围。

从物质文化环境建设上而言，物质文化环境包括学校建筑、教学设施、办公环境等。学校要不断完善、更新物质文化建设，设计理念上要充分体现学校的人文精神和文化品位，学校建筑、基础设施应蕴含积极向上的文化内涵，为学生提供健康、美观、舒适、科学的环境资源，在潜移默化中引导学生形成积极的心理品质和行为方式。

精神文化建设应以心理健康教育活动为载体，在积极心理理念的指导下组织活动，如开展感恩主题教育活动，以感恩情怀为主线，通过寻找、挖掘、宣传身边的典型人物和故事，让学生"存感恩心，行感恩事，做感恩人"，培育学生善良和爱的品质；利用心理讲座、主题班会、心理协会，普及、推广积极心理学的理念；发挥新媒体网络的便利性，通过微信、腾讯QQ、微信公众号等手段，将有关积极心理案例、影视剧、教学课件等分享给学生，形成点面结合、线上线下、全方位、多角度、立体化的浸润文化。

第四节 积极心理学视角下的心理健康教育策略

一、深化心理健康教育内涵，提升学生学习动力

积极心理学肯定学生的学习能力和良好的品德，发挥学生的特长，最终促使学生更加热爱学习，更加积极地发挥特长，从而成长为对社会有积极作用的人才，为社会注入更加积极的正能量。在学生心理健康教学过程中，教师要从思维方式上做出改变，要把积极心理教育的理念、思想贯穿于平时的课堂教学，注重将积极心理学理论与教育教学的实际紧密结合，综合运用辩证思维、创新思维、归纳演绎、批判思维等思维方式与研究方法，采取包容、开放、灵活的态度，构建起实用性强、创新性高的方法体系。

第一，实施启发教学，增强学生自发思考的内动力。心理学认为学习者参与学习的广度与其思考的高度密切相关，思考的高度又在一定程度上影响着其学习的深度。教师要结合课堂实际和学生认知，启发学生学习与思考，思考自己学习的目标是怎样的，要实现此目标要具备怎样的专业知识，要怎样在满足

职业岗位发展的基础上创新和突破，才能更好地适应时代发展的需要。

第二，要注意以设疑促进思考。教师要在教学的过程中围绕教材内容的重点设疑、结合学科专业的新情况和新问题设疑、选择课堂的开头和结尾设疑、针对学生听讲注意力不够集中时设疑，促使学生在疑问辩解和疑难解答中思考，找答案、找对策，从疑问点转变为引发学生思考的兴奋点，最终变成所要掌握的知识点。

第三，注意以兴趣诱发思考。兴趣是学习最好的老师，教师要构建多样性、丰富性、趣味性及实践性的自主学习环境。教师在教学中有效结合教材知识，把一些相对枯燥、干瘪和抽象的理论用比较生动、活泼、有趣的实践案例来表现，营造轻松自由的课堂气氛，指导学生解决问题并鼓励学生保持积极的学习态度，发展积极的思维，促使学生积极主动地投入到学习中，进一步转化为自觉自发的意识和自主学习的动力。

二、强调心理健康教育主体，激发学生交往信心

在人际交往过程中既要倡导以个体的积极情绪为主导，使学生更好地认知自己，又要主张以群体组织为核心，使个体之间互相理解、相处之后建立积极的情感，最终影响其学习、生活、工作，以及身心健康和个性发展。

教师要从实践活动和教学管理方式上有效创新，要有效结合积极心理学思想，开展以"积极心理学"为主题的团体健康辅导活动，可通过课堂实例或专项任务，鼓励学生多用"发现美"的眼睛去发掘自身及他人的优点，并干预学生心理个案，让其在完成任务的过程中感受独自一人与得到他人关心之间的差别，克服由于主客观因素而全面否定他人的认知偏差，共同助力良好的人际交往环境的形成；也可在定期开展的学生思想教育讲座中融入积极心理学理论，将学生的积极认知、积极情绪、积极意志行为和积极人格特质作为学生积极心理品质的基本内容，使他们学会从积极的角度分析生活中遇到的正面和负面事件，学会在复杂的社会生活中自觉从大局出发，能够分辨真善美，让真正的社会支持发生于相互关心、宽容、信任、责任担当的关系中，从而提升学生的心理抗压和调节适应能力。

三、丰富心理健康教育路径，助力学生就业发展

丰富心理健康教育路径，助力学生就业发展，需要注意以下方面：

第一，将学生专业学习能力、心理状态、心理健康水平、专业优势及就

业发展意愿等作为重要的参考依据,以课堂为主阵地,加强学生职业生涯规划教育,把理论传授与案例分析、小组讨论、情景模拟、互动练习等多种教学方式相结合,不断拓宽学生视野,帮助他们在学习实践中逐步明确自身学习优势,在就业环境中获得良好的情感体验,同时不断调整自身心理状态,养成对未来乐观积极的态度。

第二,以活动为载体,结合学生就业工作实际,开展专题讲座、主题讨论、技能大赛、模拟面试等活动,帮助学生挖掘自身优势和特长并提前做好有效的自我调适和自我完善,以更好地适应未来的就业环境。

第三,优化组织环境,教师要从校风班风建设出发,结合毕业生专业和社会就业环境,有效开展校企结合教学活动,为大学生创建一个积极向上、互相尊重、友爱、团结互助、思维活跃及具有创新精神的就业支持系统,指导和帮助毕业生顺利就业,实现人生价值。

四、加强沟通桥梁建设,营造和谐温馨互助氛围

学生心理健康的教育从来都不是学生或老师单方面努力的结果,心理健康的建设是一个互动的过程,需要强有力的沟通桥梁作为教育中介。班级心理委员、班长、心理协会老师等,他们作为学生中的领导者,活跃在学生团体中,能够实时掌握同学们的心理状态,是师生沟通的重要中介。老师通过学生团体掌握最新的心理动态,同时也能够在第一时间关注到需要关注的学生,及时解决学生出现的心理问题。要打造一支有专业知识,富有爱心、责任心,善于帮助同学的队伍,一方面需要老师对学生的了解,另一方面也需要在日常的学习生活中进行专业性的教育,如定期开展班会,掌握学生的心理动态,同时辅以心理委员培训会,逐渐提高学生团体的专业性。

除此以外,营造积极、温馨、和谐、互助、友爱的氛围也是维护学生心理健康的重要前提。教师或辅导员可以通过开展系列主题互助活动,如"我为同学做件事""校园圆梦活动"等,在小活动中引入关怀互助的价值观要比生硬的"填鸭式"教育更为有效。

第九章 心理健康教育活动与学生发展的融合实践

第一节 教育教学活动中心理健康教育的渗透

一、班级管理中的心理健康教育渗透

在班级管理中渗透心理健康教育是加强班级管理工作的有力支撑点和内在要求，是建设优秀班集体，发挥班集体功能，形成和谐的班级人际关系，妥善解决学生心理问题，注重学生个性全面健康发展的有效手段。新时期的教师应该树立现代班级管理意识，自觉地掌握心理健康教育技能，在班级管理中逐步渗透心理健康教育，通过心理健康教育的实施与开展促进班级管理工作水平和工作实效的提高。

心灵的沟通不仅对学习过程有重要的激励、维持、调控作用，而且与学生态度的形成、个性的完善息息相关。因此，作为教师，就更要时时处处尊重学生，关心学生，帮助学生，运用心理咨询技巧走进他们的心灵世界，达到心灵的沟通。肯定孩子的优点、长处，帮助孩子们建立自信心，培养孩子们的责任感，激发孩子们的创造欲，促使学生们自强、自立、自信，是教师义不容辞的责任。教师在班级管理中要不断探索新方法，消除学生的不良情绪，引导克服心理障碍，使其健康成长，并把学生培养成勇于尝试、探索，在挫折面前不气馁，不断进取，具有积极、开放、健康心理的开拓型人才。班级管理中心理健康教育的渗透方法如下：

（一）提高自身心理健康水平

教师是学生健康成长的指导者和引路人，肩负着班级日常管理和德育工作的重要职责；教师是班集体的领导者和组织者，既担负着班级设计师的使命，又担负着施工员的重任；既是沟通学校、家庭、社会的桥梁，又是联系任课教师的纽带；既是建立和保持学校正常秩序的助手，又是学生成长的保护者和引路人。教师全面负责班级学生的学习、生活、思想和行为，是学校教育中与学生关系最密切的管理者，其一言一行都会影响学生的人生观、价值观和世界观，特别是教师的乐观、豁达、宽容、富有同情心等情绪特征对学生的影响极大。同样，教师的心理健康水平也会直接影响学生的心理健康状况。时刻关注自身的心理健康，努力提高自身心理健康水平，已经成为教师做好班级管理工作的前提。

（二）营造健康和谐心理氛围

心理氛围是在班级管理和对学生的教育过程中，由教师、学生和班级的相互作用而产生的三者之间的心理关系。和谐、愉快、团结、合作、有序的心理氛围有助于学生心理健康成长和班集体的建设。所以，在班级教育管理过程中，教师要为学生和班级创设良好的心理气氛，调动学生接受教育的积极情感，建立师生及生生间和谐融洽的人际关系，这是加强班级管理的心理环境保障，对于培养学生的良好心理品质和切实提高班级管理工作水平具有重要意义。

在班级中营造和谐健康的心理氛围，要求教师在班级管理工作中要以心换心。首先，教师工作要真心，遇到挫折不灰心，克服困难有决心，待人接物不偏心，学生才会渐渐与你心贴心。其次要以情动心。教师要在与学生心理沟通、交流情感的过程中放低姿态，真诚、尊重、宽容地对待每一位学生，从而达到情感相通、心理相容。最后就是要以理疏心。教师工作中要抓住"理"字，以真理服人，用理启发学生的心灵。教师应当抓住典型材料对学生反复开导，使学生耳濡目染，受到熏陶，形成并深化健康的心理氛围。

（三）合理运用心理咨询技术

如果每个教师都懂得一些咨询的技巧，使学生的不良情绪得到及时缓解，可能会避免很多麻烦，学生的心态能够得到及时的调整。运用心理咨询技术的前提是教师自己要具有一种阳光心态。阳光心态就是平常、积极、知足、感恩、达观的一种心智模式。我们无法事先判定事情的好坏，但我们带着好心情去创造成功、体验过程。阳光心态使人达到一种深刻而不浮躁、谦和而不张扬、自信而又亲和的境界。教师具备了阳光心态，知道每一个学生都是极具潜力的，工作开展起来就会不同。教师学习心理咨询中常用到会谈的技巧，对于开展工作更有利。

第一，学会尊重、共情和真诚的对待学生以建立良好的师生关系。只有尊重学生的人格，尊重学生的个性，尊重学生的情感，才能使每名学生健康快乐地成长。把学生当好朋友，真诚地与学生心灵交流。

第二，讲求会谈的技术，在会谈中运用最多的就是倾听与询问的技术。学会倾听，要想说服学生，先学会听，教育是人的心灵的教育，而非理智知识和认识的堆积，对孩子心理的疏导比教给他知识更重要，这个过程中教师听与说的艺术就显得极为重要。

（四）开展心理健康辅导活动

对于学生而言，单一的说教根本无法达到预期的效果，只有通过活动调动学生的积极性、提高学生的思想道德修养、培养学生的合作意识才是最合适的方法和最有效的途径。首先，它具有互动性，是师生共同参与的；其次，它具有渗透性，活动可以潜移默化地影响学生的心理和行为。为提高学生心理素质、促进班级管理，可开展各种心理辅导活动，在教师指导下由学生自行设计一定的活动情境，围绕一个中心或者针对一个心理问题，采用调查、访问、讨论、表演等不同形式让学生充分打开内心世界，自己教育自己，自己启发自己，自己调整自己。例如，角色扮演可以实现教师和学生的角色互换，使二者站在对方的立场上考虑班级管理中所遇到的各种问题；心理放松操可以缓解学生的焦虑情绪，从而为班级管理营造平和的心理氛围等。班级管理中能渗透心理健康教育的契机和渠道很多，我们可以不断探索。

（五）树立心理辅导员的意识

教师应当是心理辅导员，教师不仅要做学生学习、生活和行为的管理者，更要做学生心理的塑造者，做学生心理健康的维护者。从培养对象上来看，教育面临的是处于青春期的青少年。这个时期是人生的"多事之秋"，是人生发展极为重要的十字路口。一方面，学生自我意识和独立意识迅速发展，情感丰富、强烈，兴趣广泛，智力发展逐步接近高峰，这个时期是学生自我发展、世界观、价值观形成的关键期，是学习知识、开发智力的黄金时期。另一方面，学生思维方式尚不成熟，情感还不够稳定，缺乏较强的鉴别力、判断力和选择能力，这一时期又是极易发生心理问题和心理障碍，出现过失行为，甚至违法犯罪的时期。所以作为全面负责班级学生管理工作的教师，为了使班级和谐发展、学生健康成长就必须树立起作为学生心理辅导员的意识，全面详细地了解学生的思想动态和心理状况，立足发展，及时地教育、指导学生健康成长，科学有效地在班级管理中渗透心理健康教育，通过心理健康教育的开展与实施加强班级管理。

二、学科教学中的心理健康教育渗透

（一）心理健康教育与学科教学间的联系

心理健康教育的目的是促进学生的心理水平得到发展，在学校教育中，学科教学在开发学生智力过程中，提高了学生的心理水平。如果教师在教学中不能自觉地对学生进行心理健康教育，不懂得心理发展对知识学习的影响，那么，教学目标也就难以实现。课堂教学是学生一天的主要活动，如果能在课堂教学过程中渗透心理健康教育，无疑是学校心理健康教育最有效、最有意义和价值的开展途径和方式。

在日常教育教学活动中，学生学习课程的多样化，也为心理健康教育的开展提供了更具选择性、更具全面性的途径和方式。不同的学科，有其独特的教学内容。结合不同的学科特点开展心理健康教育，对心理健康教育的深入大有裨益。只要教师善于创新、善于发现、善于结合与巧用，就会在自己教学活动的组织中同时进行心理健康教育。

（二）学科教学心理健康教育渗透的原则

学科教学渗透心理健康教育的目的是消除教学设计、评价和管理中一切有害于学生心理健康的不利因素，预防由此而导致的学生心理失常，使学生能在宽松、和谐、愉快的情境中，无过重心理压力的状态下学习，以维护和促进学生的心理健康。

1. 积极情绪原则

学生在课堂上的情绪状态，是学生参与课堂教学的重要指标，对其学习成绩产生重要影响。学生以积极饱满的热情参与课堂教学,就会积极开动脑筋思考,课堂知识吸收率高,从长远看,会获得教师和同学更多的尊重与接纳,在这一方面,可采取以下措施:

(1)创设积极环境。积极的教学环境指良好的课堂气氛,它是教学的软情境,通常指课堂里某些占优势的态度与情感的综合状态。课堂气氛可以分成积极的、消极的和对抗的三种类型。积极的课堂气氛是恬静与活跃、热烈与深沉、宽松与严谨的有机统一。教师的教学和领导方式,教师的移情,教师对学生的期望以及教师的焦虑是影响课堂气氛的主要因素。

(2)创设安全的教学环境。安全的教学环境指教师要接纳学生,并设法使学生之间在互相了解的基础上互相接纳,形成一种师生之间、学生之间彼此接纳的社会心理气氛,进而使每个学生形成积极的自我概念,良好的自我形象,以调动他们的成就动机,积极参与到学习中来。为此,教师在教学时,要避免使用惩罚性的控制技巧,不伤害学生的自尊心和自信心,尊重每个学生,尤其是学困生的人格。

2. 体验成功原则

教学不仅要让学生掌握知识,更重要的是让学生在学习和掌握知识的过程中,通过体验到学习成功的喜悦,使自己的个性变得更加自信,达到增进学生心理健康的目的,这是现代发展性教学的重要目标,也是增进学生心理健康的重要途径。教师要确保每个学生通过教学获得成功感。成功所产生的是一种自我满足和积极愉快的情绪体验,它与自尊自信相辅相成,互为因果,是学生自身潜能得以发挥的强大动力。学生成功本身并不重要,真正重要的是那种成功的感受,也就是体验到做成自己想做的事,实现自己计划时的那种满意的心情。教师要去发现每一个学生的禀赋、兴趣、爱好和特长,发现每一个学生心理发展的可能性,给以正确的引导和培植。教师应强化考试的诊断功能,弱化考试的价值评价功能,应帮助学生及时发现学习中的不足。

3. 合理负担原则

减轻学生学习负担,需要教育行政部门、校长、教师和家长的共同努力,就课堂教学来讲,要求教师提高课堂教学效率,控制课外作业量。有的教师在课内完不成教学任务,靠占用学生的大量课余时间,靠大量课后练习去提高学习效果,有的学校不是引导教师们去比谁的教学效率高,而是比谁能加班加点,占用学生的课余时间多,这些做法无疑会加重学生的学习负担。

4. 个别辅导原则

在教学过程中，要注意观察学生的心理状态，及时发现他们的心理问题并有针对性的个别辅导。学生在学习过程中，随时会表现出自己在学习态度、学习方法、人际关系、情绪状态等方面存在的问题，教师要善于从学生表面的行为问题捕捉和发现学生行为背后的心理问题，作出准确的判断，并采取相应的方法进行有针对性的辅导，这样才能帮助学生从根本上解决自己的问题。

要实现教学与心理健康辅导的相互渗透、有机结合，不能简单、机械地把两者相加或者随意地组合。学科渗透可促进更多的教师学习和运用心理学理论，提高其理论素养和教学能力。学科渗透是一种全员性策略，让更多的教师参与心理辅导，有利于在学校中营造促进学生心理健康的环境氛围。教师的职责是教书育人，育人的一项重要内容是育心。从这个意义上讲，每个教师都应该是心理辅导者。学科渗透要求教师研究学生的学习心理，既要培养学生的智力因素，又要培养学生的非智力因素，它对教师提出了更高的要求，要求教师必须从传授型的教书匠转变为研究型的教学家。学科渗透对于教师是一项富有挑战性的工作，需要教师努力学习理论，钻研理论，勇于实践，同时它又是富有创造性的工作，为教师才华的施展提供了广泛的舞台。学科渗透是每一个教师一生中值得研究的重要课题。

（三）学科教学中心理健康教育渗透方法

学科教学中应注意对学生心理健康的教育，这是心理健康教育的主要途径。学科教学是对学生进行心理健康教育的主要阵地。

1. 做好不同教学因素的转变

学科渗透是指教师在教学过程中自觉地、有意识地运用心理学与技术，帮助学生提高课堂学习活动中的认知、情感和行为水平。例如教师在课堂教学中有意识地运用强化理论激发学生的学习动机，结合教材进行记忆策略训练以提高学生记忆力等等。换言之，要求教师要充分利用教学的各种因素和手段来培养和完善学生的心理品质和人格。要使心理辅导与教学有机结合，相互渗透，就必须做好以下教学因素的转变：

（1）树立现代教学观念，具体体现为主体性的学生观、广义的知识观、发展性的教学目标观。传统的教学，将学生视为接受知识的被动容器，现代认知心理学理论和实验证实，有效的学习，只有在学生积极、主动地参与之下才能发生。学生是学习的主体，教师的作用在于调动学生参与学习的积极性；传统的教学，视知识为信息的贮存和提取，现代的广义知识观将知识、技能、策略融为一体；传统的教学目标着眼于知识的获得，现代的教学目标更着眼于人的可持续性发展，它要求在培养学生掌握知识的同时，要形成正确的学习态度、学习方法和策略，为未来的终身学习奠定基础。

（2）建立新型的师生关系，具体体现为合作的师生关系、和谐的师生关系和互动的师生关系。师生关系是以基本的人性观为前提的，传统的师生关系是建立在不正确的人性观基础上的，认为人的天性是懒惰的、不思进取的，需要严格的教诲才能启迪良知，教师应是权威，学生是被管束的对象。现代人本主义心理学认为，人本身具有成长需要，包括认知需要、审美需要和自我实现需要，这些需要越得到满足，由此而产生的动机越强烈，人具有自我提高的内驱力。新型的师生关系要求教师不以教育者自居，不强迫学生服从教师的意志。教师要信任学生，尊重学生，热爱学生，在和谐、互动、合作的基础上，调动学生自身的潜能，使学生获得自主发展。

（3）掌握必备的心理辅导技能，包括了解学生的心理问题，了解心理辅导的一般过程，发展辅导的技能，与家长等其他教育资源的沟通合作技能等。依据现代的教学发展性目标，教育要促进人的各种心理品质的发展，要求教师不仅要了解所教的学科知识，而且要了解学生各种心理品质的发展规律，学会观察他们，评估他们的发展水平并及时加以辅导。这对现代教师来讲是更加重要的必备能力，也提出了更高的要求，是学科教学渗透心理健康教育的根本所在。

（4）组织教学、管理教学的技能，要求教师在课堂教学中创设必需的环境条件和活动程序，吸引学生积极参与课堂活动，使他们与教师合作，消除课堂矛盾、矫正问题行为，努力将课堂教学时间用于教学活动和评价活动。在授予学生一定的知识技能、发展他们的能力和创造力的同时，维护和增进学生的心理健康，形成学生健全人格，这里的"同时"，涉及对渗透含义的理解。

好的学科教学，必须贯彻心理辅导的思想，心理辅导和学科教学是融合的。对大多数课堂教学来讲，不必把心理辅导单独抽出来。渗透不等于机械地做加法，在目标上都加上一点心理辅导，它是寓心理辅导于学科教学之中。在学科教学中渗透心理健康教育，能够使学生树立正确的人生观，建立远大的理想，合理的态度，适当的抱负，丰富的情感，高尚的兴趣，对是非、善恶、美丑的价值判断，身体力行、变化气质，发展健全的人格。

（5）转变教学内容。教学中要让学生真正地掌握知识，促进学生智慧和人格的发展。必须挖掘教材潜在的智力价值和精神价值，使教学内容既有意义又有兴趣，以惊异吸引学生，以悬念维持学生的注意，以满足增强学生的自信，以情趣感染学生。同时，还可以利用各科教学内容的特点，如人物、事物等来引导学生自我教育，完善自我意识，学会自我控制，培养自我发展能力，为学生提供生动有趣的健康成长的榜样和范例。如教师在学科教学中，要有意识地紧密结合教学内容，介绍科学家百折不挠、攀登科学高峰的感人事绩，使学生获得积极的心理体验。

（6）转变教学方法，注意师生间的协商或讨论式的教学，提倡民主的、以学生主动学习为主的方法。教师要尊重学生，理解学生，从学生的实际出发，在教学过程中树立平等、民主、互相协助、互相竞争的参与意识，让学生真正成为学习的主人，积极主动参与学习，使他们主动发展，才能促进学生良好的心理素质和良好的人际关系的培养和建立。

（7）转变教学效益观。丰富多彩的世界，培育了人们多种多样的个性，世界的丰富多彩需要人们具有多种多样的个性。所以，应以学生个性的全面发展来衡量和评估教学，综合地评价教学质量。尊重学生的个性差异和特长，发展学生多方面的兴趣和能力，使师生生活在一种相互理解、尊重、关怀、帮助、谅解、信任的和谐气氛中，使学生健康向上地发展。

2. 注意关注学生课堂行为表现

学科教学是学校的中心工作，教学活动在学校的全部教育活动中所占时间最多，学生的大部分时间是在课堂中度过的。在课堂教学中，不仅表现出他们的各种心理品质、心理状态、适应能力、人际关系，而且，他们的不适应行为、心理障碍也会在教学过程的自然状态下表露出来，这使得教师能在第一时间更广泛、更真实地掌握学生心理健康的状况，及时采取预防和补救措施，这是学校专职心理辅导员所不能做到的。倘若能彻底实施，则全体学生无时不在全体教师的关注、协助、引导之下，符合教师人人参与心理辅导的基本精神。

3. 合理安排课程、教材等方面的内容

课程、教材、教法、考试等方面的内容是教学领域的重要组成部分，对学生的心理健康状况，将产生直接、巨大的影响。学生的诸多适应不良问题，

如考试焦虑、批判性思维缺乏等与当前存在的课程繁杂、教材偏难、教法单一、只注重学习结果的选拔性考试等直接相关,这些问题不解决,只通过个别的心理辅导等解决学生身上存在的不良问题是不可能的。

三、学校活动中的心理健康教育渗透

心理健康教育是学校教育的有机组成部分,而不是附加成分,因而应该融会到学校的各项工作之中。通过学校整体机制实施心理健康教育,而不是只凭某一单项学习或活动所能完成的。学校教育的结构,体现在课程体系之中,心理健康教育也应根据课程体系来构建自身的体系。

(一)加强学校教学中心理健康教育

教学是学校教育的中心环节,也是心理健康教育的主渠道,教学过程可以培养学生的健康心理,产生对学生的心理压力,造成学生的心理障碍。心理健康教育先要提高教学过程对学生健康心理的正效应,减少和消除负效应。因此,所有教师均是心理教育者。

第一,发掘教材内容中的心理教育因素,培养学生健康心理。各科教材内容均在不同程度上表现出对人格的要求和智能训练上的要求。它们既有德育、智育、美育等因素,也有心理教育因素,是心理健康教育的重要资源。教师在备课与课堂教学中应充分发掘这一资源,培养学生的健康心理。

第二,教师教学态度与方式中的心理影响。教师的教学态度与方式决定课堂教学的心理气氛。对学生的尊重与激励可减轻或消除学生在学习上的心理压力,调动学生积极参与教学活动,使学生乐于学习和产生自信心、成功感。

第三,以良好的教学方法培养和发展学生的认识能力和独立学习的能力,不断增强和改善思维品质和学习品格。可利用研究性学习和社会综合实践课程等。在教学中,教师要有乐教、善教、平等、尊重、循循善诱的教风,学生要有乐学、会学、生动、主动的学风,不断提高思维能力和动口动手能力。

(二)强化德育活动中心理健康教育

活动课程是学科课程以外学生的主要活动领域,是学生生动活泼地主动地表现自我的场所,对培养学生健康心理具有重大作用。在德育活动、艺术活动、体育活动、科技活动中,除了培养与该活动相适应的品德素质、审美素质、身体素质、科学文化素质以外,还可培养兴趣特长、良好个性、主动精神、交往能力、自我教育能力等相关的健康心理，使学生的心理发展有广阔的天地。在德育活动中实现心理健康教育，可以利用晨课、升旗仪式、主题班会、主题活动、宣传橱窗等形式完成。在日常教育活动中实现心理健康教育也是完全可能的。例如，每天早晨正式上课前、课间休息时、午休与下午上课前，以及结课后、放学后教师与学生的沟通与交往等。其实，这都可以转化为很好的心理健康教育时机。学校可以开展心理专题教育活动和心理咨询活动。对学生普遍存在的心理问题和个别学生的心理问题，以不同形式给予启迪与引导，帮助学生防止和克服心理障碍，使他们的心理能得到健康的发展。

（三）重视校园环境中的心理健康教育

校园环境是潜在课程，对学生心理具有潜移默化的影响。校园的物质环境与精神环境是学生心理健康发展的外在条件，直接制约着学生的内在心理。绿化、美化、净化的校园，使学生悦目并感受到校园美；文明有礼、互尊互爱，使学生在和睦合作关系中感到自我价值和被容纳感；在行为有序、活动丰富的校园中感受到轻松愉快的生活乐趣；在充满科学、艺术的文化气氛中激发求知欲。为此必须加强硬件与软件建设，为学生心理健康成长创造良好的条件。

第二节 心理健康教育家校合作模式及实践

"心理健康教育是一项全面系统工程，需要学校和家庭共同努力"[①]，家庭教育既是学校教育的基础，又是学校教育的补充和延伸。有效地整合学校与家庭两种教育资源，是开展心理健康教育的有效途径和方式，即家校合作模式。在对学生的教育中，我们需要的不仅仅是学校与家庭的简单联系，更需要双方相互渗透、协同，在教育的整体性上做更多的努力，以整体性的教育观、发展观来指导家校教育形成合力，家长和教师共同为每一位青少年创造一种人道主义的教育环境。

[①] 赵娟，朱祖德，赵婧婷，等. 心理健康教育家校合作联动培养模式的构建［J］. 吉林省教育学院学报（上旬），2014，30（10）：12.

一、心理健康教育家校合作模式的意义

现代教育的家校合作是以家、校共同认可的教育目标为目的，充分开发和利用家校双方的教育资源，用优化组合的方式对青少年开展教育的模式。这种合作模式追求学校、家庭和社会在教育观念、内容、途径和方法上的协调一致，以期为青少年成长创造良好的大环境。学校教育与家庭教育是社会的两大教育系统，对人一生的发展起着相当重要的作用。家校合作具有重要的意义，是因为它不仅直接关系到合作的根本目的——使学生健康发展，而且对影响学生发展的家长与学校的发展也具有重要意义。

（一）优化教育资源，全面培养学生的健康心理

心理健康教育的家校合作模式中，家庭全方位支持学校教育工作，学校尽全力帮助家长解决在教育子女的过程中遇到的各种问题，进而使家庭和学校在教育过程中密切合作，互相配合，发挥各自的优势，优化了家校教育资源。学校和家庭是学生学习和生活的重要场所。家庭是孩子的第一教育环境，父母的教育方式和家庭环境对孩子的认知、个性、社会化、心理健康等因素都有非常重要的影响。然而，家庭教育中存在许多值得关注的问题，如家长对教育缺乏正确认识等。学校教育具有系统化、专业化的优势，但也存在对学生心理素质教育的不利因素，如大班教学，教师缺乏对每个学生心理的全面认识。家校合作可以充分利用两者的资源，发挥各自的优势，深入了解学生的心理状况，把握好学生发展的关键期，推进学生心理素质教育的发展。

（二）提高家长素质，形成良好的家庭心理氛围

知识和技能不是与生俱来的，要做一个合格的家长必须坚持学习，对于家庭教育而言，选择与学校合作将是十分明智的。家校合作给家长们提供了重要的学习机会。在合作过程中，家长借助教师的专业理论及经验，通过恳切的交谈、倾听教师与学生相处的技巧等，从中学会教导孩子的知识与技巧，进而成为有效能的家长。这样，家长在面对处理孩子的问题与困惑时，能明确地得到来自学校的支持。同时，家长能够有机会了解孩子在学校的学习生活，无形中感觉到自己被纳入孩子的校园生活里，这样就拉近了亲子的关系。

家校合作能优化学习和教育环境，通过家庭和学校之间相互弥补时空间隙，使孩子的成长始终处在一个协调一致的教育过程中，这样必将有效地促进各方面的教育。学校和家庭互相协调，将发挥最大的教育效能。当学生感

到老师和家长在为自己的成长协同努力时,他们会因这种关注而受到极大的鼓舞,产生向上的动力,激发成就感,并最终转化为进取的实际行动。家校合作教育不只是使学生受益,同时也会提高家长的心理素质水平,改善亲子关系,形成良好的家庭心理氛围。

二、心理健康教育家校合作的实践策略

学校需要与家庭积极沟通,形成现代学校与家庭的新型关系。学生的心理健康教育仅靠学校的单方努力是难以实现的,它需要社会各方,尤其是来自家庭的合作。学校促进学生心理发展的主要形式之一就是实行家校合作。社会力量参与学校心理健康教育是当今世界教育发展的一个重要趋势,而在社会参与的力量中,家庭对学生心理成长最为重要。家长能否有效地协同学校对学生进行心理健康教育,直接决定学校心理健康教育的效果。家校心理健康教育的协同开展,是为了更好地发挥家校双方的优势,用家庭教育的优势来弥补学校教育的不足,让学校教育指导家庭教育,在优势互补之中实现心理健康教育的最优化。

(一)建立平等的亲师关系

学生的健康成长是学校教育和家庭教育共同关注的核心话题,更是学校和家庭以及教师和家长沟通的基础。在实际的学校情境中,大多数情况下,家长和教师之间的交流仍然是单向的,即交流是从教师流向父母,家长消极被动地等待教师的沟通或渴望从教师那里得到正确的建议。从以往的沟通方式中就可以看出,家长手册、家长会议、时事通讯、汇报卡等,在交流中也是教师告诉家长有关的活动、学生的进步、课程安排、教育部门或者学校的政策。即使是家长和教师共同参加的讨论会,有时候也会被看作是教师告诉家长孩子在校情况的机会,主要目的也是让父母了解子女的情况。但是,为了充分发挥家长的参与作用,交流必须是双向的,家长也必须处于表达和被倾听的位置。为此,教师和家长要建立积极、平等的合作关系,形成双向交流的模式,使信息不单纯地从教师流向家长,更应该从家长流向教师。建立平等的亲师关系,需要教师在与家长沟通的过程中做到积极倾听、相互尊重与真诚相待。

1. 积极倾听

要建立起教师和家长的有效交流关系，关键在于积极的倾听。积极的倾听者喜欢一直注视着讲话者，对交流内容表现出极大的关注，常常是身体向前倾斜，通过点头、扬眉等给予积极的回馈，并以适当的微笑来鼓励。教师积极倾听能够传达出和家长交流的愿望，使双方的地位倾向于平等；每一方都认真地倾听并作出理解和回馈，更是双向交流的开端。在交流时，教师除了注意家长的言语信息外，还应该注意家长的非言语信息，如身体姿势、面部表情、眼神、声调或者是讲话的速度等，这些非言语行为往往向教师传达了家长的内部情感状态。

2. 相互尊重

在形成有效的双向交流的过程中，说话者尽量使用描述性的语言而非带有价值判断的语言，这是很重要的。学生正处于世界观、人生观、价值观和知识、品德形成的关键时期，教师和家长都处于重任在肩的时刻，就算教师的工作再忙，家长的地位高低，都要做到相互尊重、主动联系，经常沟通孩子们的情况。无论是教师做得不好，还是家长做错了，都应开诚布公、实事求是。正确的方法和育人经验要肯定和发扬；不足的甚至错误的东西要坦诚指出，互相沟通；不能迁就不良的、错误的做法，以免影响学生。如果家长对教师有成见，涉及非理性成分，教师应该耐心对待，并多次证明、解释。

3. 真诚相待

教师和家长双方的沟通必须建立在真诚的基础之上，教师可将学生在学校的表现合理、客观地反馈给家长，和家长共同探讨促进孩子健康发展的方案，双方应在一种和谐友好的氛围下进行沟通。

总而言之，教师在与家长沟通时应该做到积极倾听、相互尊重和真诚相待，这样才能建立起和谐友好的亲师交流模式。教师与家长有效交流应该遵循的基本原则包括：①关心学生，询问有关情况。②关心并体谅家长，询问有关情况。③主动创设使家长感到相互平等的环境。④学会诚心倾听家长的谈话。⑤避免使用带有判断性质的语言，尽量使用描述性语言。⑥在问题发生之前和家长开始交流。⑦增加和家长交流的时间和机会。⑧尊重家长对孩子、对学校和教师的观念态度。

（二）努力增进亲子间关系

家长和学校的合作、与教师的交流，都是为了更好地促进学生的健康成长。当前，亲子沟通问题已成为学校心理健康教育必须面对的难题。

1. 家长和学生共同成长

纵然家长和学生担负着各自的发展任务，但是两者之间存在着双向关系，家长对学生实施教育和影响，作为生态系统中的一个单元，学生自身的发展状况通过反馈也会影响家长的发展。家长与学生相互作用、共同发展，作为一个发展中和成长中的人，家长自身也不可避免地在思想观念、行为方式、情绪情感上存在一些问题，这些问题会影响到学生的身心发展。为了促进家长与孩子共同成长，在心理健康教育时需要注意以下方面：

（1）尊重与信任。尊重学生，就是给学生选择和自我负责的机会。学生得到尊重，才能逐渐发展出自尊心。自尊是心理健康的核心和基础，父母在培养孩子自尊方面担任着非常重要的角色。父母给予孩子的尊重，是孩子建立自尊最主要的力量和源泉。信任孩子，就是给孩子成长的自由和空间。对于孩子的兴趣爱好，父母不宜干涉太多，给予孩子选择的自由，反而能激发孩子更大的热情。利用好这种热情，对于学生个人的成长和发展都是有利的。子女往往把父母看成是自己学习上的蒙师、德行上的榜样、生活上的参谋、感情上的挚友。他们也特别希望能得到父母的信任，像朋友一样和父母平等交流。父母的信任意味着压力、重视和鼓励，这是真正触动他们心灵的动力。

（2）民主与平等。亲子沟通需要民主与平等的态度与氛围，家长要想正确地引导学生按着自己的天性发展，先要建立民主的态度，有意识地把自己和孩子摆在平等的位置上，试着养成遇事和孩子商量的习惯。只有这样，才能实现对孩子适当的教育。父母应改变对待孩子的态度，在民主尊重的原则下，重新建立亲密的亲子关系。

（3）理解与关心。家长要理解孩子，就需要倾听孩子内心的声音，并向孩子表达真诚的关心，需要家长具有一定的通情。所谓通情，就是感同身受，就是用孩子的感觉去体会他所面对的事物。除了要站在孩子的立场上看问题，了解导致如此情形的因素之外，还要把这种设身处地地了解让对方知道。只有让孩子感受到他被父母倾听和接纳，才能帮助他们打开心灵的大门。

2. 掌握鼓励和批评方法

家长对孩子的教育，离不开鼓励与批评，鼓励与批评既是一种手段，又是一门艺术。恰如其分地鼓励与批评，能使孩子树立信心，增强斗志，清除自卑心理，改正不良行为。

（1）鼓励的原则。鼓励是学生成长、建立自尊的基石，家长需要把握以下鼓励的原则：第一，真诚地接纳子女。接纳子女真实的样子，而不是家长期望他应该成为的样子，让子女知道即使有时候他表现不好，家长还是爱他的。第二，重视努力和进步。每个人都有不同的才华，每个孩子也有各自先天的潜能，如果给予他们表现的机会，让他们的能力发挥出来，就可以让他们产生自我价值感。学生在成长过程中，需要不断地肯定自己的能力。第三，从自我鼓励开始。父母也要常鼓励自己，相信自己能改变。鼓励自己，发挥爱心和耐心，子女一定能感受到这种支持的信息的。

（2）批评子女的方法。要取得批评的积极效果，家长一定要注意方法。很多家长教育失败的原因，不在于动机而在于态度。真诚、善意的批评，孩子容易接受，也有利于孩子改正错误。家长批评孩子应该避开他人，适当的场合，既能保护孩子的自尊心，又有利于孩子接受意见。父母在批评子女时也要告诉孩子怎样做是恰当的，最好能让孩子自己去思考、去决定，而父母只是给予启发而已。家长不要对子女的错误进行反复、多次的批评。家长批评孩子的时候要注意避免全盘否定，要用发展的眼光看孩子，相信孩子会有变化，这样才有利于孩子的进步。

总而言之，鼓励和批评作为经常采用的教育方法，家长必须掌握其运用的艺术，才能调动子女的积极性，才有利于培养子女的自信心。具体而言，要注意以下方面：①鼓励面要宽、批评面要窄。鼓励容易被大多数子女接受，受鼓励的学生积极性易于被调动；批评则反之。②鼓励宜直接，批评宜间接。有时，适宜的间接批评，可以提醒子女今后不犯类似的错误。③鼓励宜多，批评宜少。鼓励可以使人心情愉快，愉快的心情又会促使人积极行动。而批评会使人们感到压抑，从而影响学习的兴趣和效果。④鼓励要注意艺术，批评要严肃善意。微笑的表情能给人以和善的感觉；批评则要注意严肃性，批评应是善意的，让学生内心切实感到父母是为他好。⑤鼓励和批评要符合客观实际。无论是表扬还是批评，都要以事实为前提。⑥鼓励和批评要因地因时而不同。一般而言，鼓励要及时，批评要看情况而定。

（三）构建家校合作的平台

家校合作不能仅依靠教师个体的力量，要保证此项工作的长久开展，需要学校从制度方面建立专门的组织协调机构，对合作加以保障与鼓励。为此，学校应成立专门的家校合作心理教育协调机构，自上而下，统一领导，协调各方，齐抓共管，形成合力，保证家校合作心理教育工作有序、有效地发展。通过举办家庭心理教育培训、心理教育经验交流、家长心理成长小组、家教状况调查等方式，推动家校心理教育的有效协作，保证学校心理健康教育落到实处。

实施家校心理教育合作，就必须进行心理教育空间的拓展，挖掘心理教育资源，开展全程、全员、全方位的社区教育，让每个学生、每个家长，随时随地都有学习心理健康知识的机会，随时都能感受到"心理教育场"的作用。社会的教育资源丰富多彩，例如，图书馆、体育场、公园等文化设施，各类机构等都是家校合作心理教育的重要资源。学校主动挖掘并充分利用社区心理教育资源，加强指导与引导，整合与拓展教育功能，努力创设一个有利于学生发展的大环境。学校可以开辟校外教育基地，创造良好的育人环境。如组织到工厂参观，开阔视野。还可以开展社区志愿者活动。聘请家长中的专职人员、老干部、模范等先进人物组成校外讲师团，作为社区志愿者，走进校园，为学生讲课；或者联系参观学习，走出学校，与社会沟通。

总而言之，家校心理健康教育合作开展，才能优势互补，形成巨大的教育合力，促进青少年学生的心理健康成长。

第三节 心理健康教育心理游戏的创新实践

心理游戏是开展心理健康教育课程的重要手段。巧妙的心理游戏设计，能够创设有效的心理健康教育情境，使学生产生深刻的体验，引发学生感悟与思考。在心理健康教育实践中，心理教师可根据教学目标的设置与引领，适时改造已有心理游戏的活动道具、游戏规则，或根据教学需要设计新的游戏，激发学生的参与兴趣与活动热情，提升心理课堂的针对性和趣味性。在学校心理健康教育实践中，我们可根据心理游戏在课堂结构或团体辅导中的进程安排，将其分为热身活动、分组活动、主题活动和结束活动。值得注意的是，这个分类框架下的各个活动的功能并不是固定不变的，而是随课程目标设置的不同而变化，这就要求学校心理教师在进行课程设计、团辅活动时，要根据主题主动筛选活动搭配方案和活动形式,改造与创新心理游戏。

一、改造心理游戏活动道具

改造心理游戏的最浅层次是改造心理游戏的活动道具。在心理健康教育实践中,由于各地区之间、各学校之间存在客观条件差异,在心理课堂上,道具往往成为活动顺利进行的制约性因素,甚至成为明显的掣肘。要解决这个问题,就需要心理教师多观察、勤思考,根据所在学校的实际情况做出相应的调整和变通,才能保证活动顺利进行。

例如,在带领学生挑战"融化的冰盖"这个游戏时,逐渐消融的、面积不断减半的冰盖需要软质泡沫垫作为活动道具,但在活动实践中,如果没有泡沫垫,完全可用硬纸板或者废报纸代替。和这个活动比较类似的游戏"摸石头过河"中,同样需要泡沫砖作为道具,我们依然可用硬纸板替代。再如,对学生合作性训练的"建塔"游戏中,需要用相当数量的一次性纸杯或泡沫砖作为道具,在实践中,用饮料瓶或是易拉罐等更容易收集到的材料替代。在带领学生进行"无敌风火轮"游戏时,原本需要用很多报纸、胶带,且要自己动手粘贴才能完成的风火轮,用废旧条幅代替,同样可以取得很好的辅导效果。综上,从已有的现实条件出发,灵活变通游戏道具,是对心理游戏的初步改造。

二、适当变动心理游戏规则

改造心理游戏的第二个层次,是根据课程设计适当变动游戏的规则,提高学生的参与度。例如,学生在语文课堂中经常玩的"成语接龙"游戏,也可以将其用在心理课堂中,只是需要改变游戏规则——随机设定某一关键字,只要学生提到的成语中含有这个字即可视为接龙成功。这样可以降低游戏难度,提高学生的参与意愿,活跃课堂气氛。

三、围绕课程目标优化游戏规则

改造心理游戏的第三个层次,是根据课程主题、围绕课程目标优化游戏规则,深化活动含义。心理游戏"超级进化论",当我们将其用于热身活动时,可以将活动的初始阶段全部设定为"鸡蛋",然后通过"石头、剪刀、布"猜拳决定进化进程。在初始阶段,大家都是鸡蛋,动作形态一样,进化阶段一样,学生在"大家都一样"的活动背景下参与游戏，可以迅速消除彼此之间的陌生感，拉近彼此之间的人际距离，达到热身的目的。这个游戏同样可以运用于主题类课程辅导的活动设计中。

例如，在将其运用于竞争、合作、参与等为主题的活动设计中时，就需要在游戏规则上花些心思。我们通过抽签的形式决定小组或小组成员在游戏中所处的不同进化阶段，然后继续猜拳进化。在活动分享与讨论阶段，教师提问学生如何理解游戏一开始不同进化阶段的游戏设置、对此有什么想法等，由此凸显活动设计目标与初衷。

总而言之，在学校心理健康教育实践中，游戏规则的制订与活动形式的筛选，都需要围绕活动主题做出必要的调整和灵活的变动。游戏规则调整和活动形式变动应与后续分享、讨论阶段的问题设计相呼应、相联系，引导学生透过现象看本质，从多角度看问题，创设有利于学生成长的活动情境，让学生大胆讲、放心说，把被动接受教育转化成为自我教育，促进学生自我成长与自我完善。

四、进行多个游戏的嵌套与合并

改造心理游戏是在单个游戏中针对某一环节做出相应调整，这些调整能够增强心理健康课程实施过程中的趣味性和目的性。然而在学校心理健康教育实践中，教育目的、活动目标仅凭单个游戏、单个活动并不能完全达成，这就需要教师在设计方案时，考虑活动之间的系统性、针对性，以及活动推进时内部子目标与总目标之间的层次性与逻辑性。在实际操作时，我们可以根据活动方案中主题目标设计的具体需要，将游戏之间互相"嵌套"，使不同目的不同阶段不同作用的多个游戏有机整合，提升心理健康教育课堂实效。

例如，在规模较大的班级进行团辅活动时，可以尝试将热身游戏与热身游戏相嵌套。前面提到的"成语接龙"和"大风吹"等热身游戏，可以与另外一个热身游戏"可怜的小猫"结合起来。具体操作流程：若有人前一个热身游戏"成语接龙"不能顺利完成或在"大风吹"游戏中出错时，则要接受"可怜的小猫"游戏作为惩罚，即站在同学中间学猫叫，其他学生要控制自己的表情，不能被"小猫"逗笑，最先被逗笑的学生接受惩罚学猫叫，完成之后由其重新开始接龙。如此，热身游戏互相嵌套，对于活跃课堂气氛非常有帮助。

需要注意的是，在主题活动设计时，为了深化活动主题，将同一游戏在组内和组间进行，增加横向比较和纵向比较，从而使学生对主题体验更加深刻、丰富和全面。例如,"一分钟鼓掌"游戏,将这个游戏运用于竞争类主题时,可增加组间比较环节,突出竞争与合作主题。活动时,每个小组内部成员都参与,完成后计算平均数,然后小组之间的鼓掌计数比较,经过这样一番调整后,小组之间有竞争,小组内部有合作,在问题讨论时,关于主题内容的分享便顺理成章了。

活动"嵌套"是对心理游戏某一操作环节的"改造式创新",真正意义上的创新,是心理教师开动脑筋、善于观察,根据课程的实际需要自己设计心理游戏。例如,关于自我介绍的游戏,通常在学生之间还不太熟悉时开展。游戏规则可以将自己的姓名用字隐藏在自己读过的诗句中,然后请大家猜猜自己的名字。介绍完游戏规则,教师先给学生作示范,一方面可以吸引学生的注意力;另一方面,通过"猜谜"形式拓展学生的思维,活跃课堂。在具体操作时,如果学生进行得不够顺利,随时调整游戏难度,如学生介绍自己姓名用字时想不起对应的诗句,可用同音字代替,也可用一个关于自己姓名的小故事代替等,总而言之,达到促进学生之间人际联结的目的即可。

综上所述,心理游戏在心理健康教育实践中的改造创新,一定是建立在大量实践操作基础上的。创新不一定是设计了原来没有的新游戏,更多是对原有游戏规则、游戏环节、问题设置等方面的改造——对已有活动的改进与优化,对生活实践的观察与迁移,对活动感悟的引导与深化。设计心理活动方案时,教师应始终牢记"以心理游戏为载体,以课堂活动设计目标为导向,以当前的实际条件为基础,以课堂效率提升为目标"的心理健康教育特色,体现心理健康教育的专业性。

第四节 学校个别心理咨询与团体心理辅导

一、学校个别心理咨询

"个别心理咨询是一切咨询活动的基础,它是以个体为对象的咨询活动,强调的是一对一的互动关系"[1],这种互动关系经常是长期的、在较长时间内

---

[1] 陈汉英. 学校心理健康教育[M]. 杭州:浙江大学出版社,2019:224.

保持相对稳定的。个别咨询的目的，就是帮助个体在各方面获得有利的发展，使其成长为一个身心健康的人，能够适应社会，在立身处世、待人接物等方面均能获得圆满成功，成为一个优秀的公民。

（一）学校个别心理咨询的目标

就一般情况而言，学校个别心理咨询的目的是通过咨询过程，协助个人真正了解自己，进而促进自我成长，即协助学生改变行为，使其能拥有更积极且更满意的生活。从个别咨询实现的内容来看，其主要目标包括：①促进学生了解自我，以促进其自我实现。②帮助教师了解学生，以达成因材施教的目的，发展学生的潜在能力。③在品格、学业、健康、行为方面对学生进行培养，使其成为社会的有益分子。④促进学生适应社会能力的发展，使其能对生活、人际关系做良好的安排与适应。⑤诊断学生生理、心理、情绪、行为、学业等不正常现象，予以咨询与纠正。⑥根据学生的需要，以民主的、接纳的态度，运用科学的方法与技术，以达成个别咨询的目标。

（二）学校个别心理咨询的阶段

1. 开始阶段

开始阶段是个别心理咨询的第一步，是整个心理咨询的基础。开始阶段主要包括建立咨询关系、掌握学生的资料，进行分析、诊断。

（1）建立咨询关系。咨询教师自我介绍，就咨询性质、限度、角色、目标以及特殊关系等向对方做出解释；对来访学生要热情有礼、耐心慎重，装束整洁得体，行为举止落落大方。

（2）掌握来访学生的资料（搜集信息）。通过会谈、观察、倾听、心理测验等方式，了解对方的基本情况及存在的心理问题。

（3）进行分析、诊断。进行分析、诊断主要包括三方面的内容：①确定心理问题的类型及性质，决定咨询的适应性。②分析心理问题的程度，以区别对待；③寻找心理问题产生的原因。

2. 指导和帮助阶段

（1）制订咨询目标。制订咨询目标应遵循一些基本的原则：①必须由咨询双方共同制定目标。②保证心理咨询目标的针对性。③中间目标与终极目标相统一。④心理咨询目标必须具体、可行。

(2)选择咨询方案:①所采取咨询方法的目标。②该方法的实施要求。③该方法是否能达到预期的目的。④告诉来访学生须对咨询过程有耐心。

(3)实施指导与帮助。咨询教师根据不同的咨询方法对学生的心理问题实施推荐与帮助。

3. 巩固和结束阶段

(1)巩固效果。巩固效果主要包括:①咨询教师指出学生已取得的成绩与进步,说明已基本达到既定的咨询目标。②咨询教师应和来访学生一同就其心理问题和咨询过程进行回顾总结。③指导学生巩固已有的进步,将获得的经验运用到日常生活中去,并逐步稳定、内化为来访学生的观念、行为方式和能力,使之能独立有效地适应环境。

(2)追踪反馈。追踪反馈包括:①填写信息反馈表。②约请学生定期前来面谈。③访问他人。

二、学校团体心理辅导

团体心理辅导也称小组辅导,团体心理咨询,它是指团体成员在团体的情境下,借助团体的力量和各种心理辅导技术,通过团体内的人际互动,使团体成员自知并自助,进行观察、学习、体验、讨论,从而达到消除症状、改善认知、调节情绪、改变行为、培养健全人格的目的。

(一)学校团体心理辅导的形式

一般而言,学校团体心理辅导方式是由1~2名领导者主持(有时候视情况还会设置观察员和促进员),根据团体成员问题的相似性,组成课题小组,通过共同商讨、训练、引导,解决成员共有的发展课题或相似的心理问题。学校团体规模视成员的需要、解决的问题性质不同而不等,少则3~5人,多则十几人到几十人。通过几次或十几次的团体活动,成员就共同关心的问题展开讨论,互相交流,共同探讨,彼此启发,支持鼓励,这使成员观察、分析和了解自己的心理行为反应和他人的心理行为反应,从而改善人际关系,增强社会适应能力,促进人格成长。

(二)学校团体心理辅导的特点

学校团体心理辅导的特点主要包括以下方面:

第一,学校团体心理辅导影响较为广泛。个别咨询的过程是咨询师与来访者之间单向或双向沟通的过程;而团体心理辅导是多向沟通过程,对每一位成员而言,都存在多个影响源,每位成员不仅自己接受来自团体每一位成员的帮助,同时也成为帮助其他成员的力量。此外,在团体情境下,成员可以同时学习模仿多个团体成员的适应行为,从多个角度了解自己、洞察自己。在团体过程中,成员之间互相支持、集思广益,共同探寻解决问题的办法。

第二,学校团体心理辅导效率高。学校团体心理辅导是一个领导者对多个团体成员,即一个领导者可以同时指导多个学生,增加了咨询人数,可节省咨询的时间与人力,符合经济的原则,提高咨询的效率。团体心理咨询还可以缓解咨询人员不足的压力。

第三,学校团体心理辅导效果易巩固。学校团体心理辅导创造了一个类似真实的社会生活情境,为参加者提供了社交的机会。成员在团体中的言行往往是他们日常生活行为的复制品。在充满信任的良好的团体气氛中,通过示范、模仿、训练等方法,参加者可尝试与他人建立良好的人际关系。实践的结果容易迁移到日常生活中去。

第四,学校团体心理辅导特别适用于人际关系适应不良的人。有些人因为缺乏客观的自我评价、缺乏对他人的信任、过分依赖或过分武断,难以与他人建立和保持良好的、协调的人际关系,这些人际关系的不适应,均可经由团体心理辅导来改善和矫正。

(三)学校团体心理辅导的划分

1. 依据团体辅导有无设计和目标划分

根据学校团体辅导活动有无设计和目标,可将学校团体分为结构式团体与非结构式团体。结构式团体是指事先做了充分的计划和准备,安排有固定程序的活动让成员实施的团体辅导,此类团体有预定的目标,比较注重针对团体所要达到的目标设计活动,以引导成员参与团体学习。在结构式团体中,团体领导者的身份易辨认、角色明确,经常需要采用较多的引导技巧,促进团体内互动,而成员自主性与自发性的行为相对减少,这类团体的优点是团体早期就能增加团体成员的合作,减少参加者的焦虑,容易聚焦。非结构式团体是指不安排有固定程序的活动,领导者配合成员的需要、根据团体动力的发展状况及成员彼此的互动关系决定团体的目标、过程及运作程序。领导者常潜入团体中,身份不易被觉察,主要任务是催化、支持,多以非指导方式进行。非结构团体也会适当运用团体活动和练习,像"大家谈"团体,就是典型的非结构式团体咨询,一般适合年龄较大、心智成熟、表达能力较强的人。

2. 依据团体成员背景与问题性质划分

根据学校团体成员的背景和问题性质,将学校团体分为同质团体与异质团体。同质团体由于成员在人格特质、教育程度、成长背景、个人经验等方面相近和相似,沟通起来比较容易,有助于成员之间的交互作用及彼此的相容性,一般适合应用在学习团体、成长团体和专业人员训练团体。异质团体成员的经验、背景、特质、条件不同,呈现出多样性,通过成员的多样性及不同的人格特质,可以互相刺激,彼此观摩学习,让团体的发展更具多样性,一般适用于治疗团体、任务团体和创意性思考团体。

3. 依据团体成员参与的情况进行划分

依据学校团体成员参与的情况划分,将团体分为开放式团体与封闭式团体。开放式团体中成员会有所变化,当团体中有人离开时,团体会同意新的成员加入。成员的随时更替可以为团体带来新的刺激,注入新的资源,但是彼此由于熟悉度不够,会影响相互的认同与接纳,团体的发展会受到影响。开放式团体一般适用于主题性的研讨和工作团体,此时成员的新老对团体影响不大。封闭式团体自始至终成员固定不变,彼此熟悉,信任感高,安全感强,团体有凝聚力,团体发展顺畅,团体目标容易达成。但是由于缺乏外来刺激,创新程度可能降低,凝聚力过强可能导致团体思考的僵化,一般适合于需要情感度高、凝聚力强的训练团体。

(四)学校团体心理辅导的技术

学校团体心理辅导过程中,除了会使用个别心理咨询和辅导的一般技术外,还会使用一些特别技术,如促进学校团体互动的技术、团体讨论技术、团体结束技术。

1. 促进团体互动技术

(1)解释。解释指学校团体领导者对团体成员语言行为或非语言行为陈述给予意义的过程,目的在于帮助成员自我了解并引导成员改变自我的行为。当成员对其行为有所曲解时,解释是必要的。但解释不是说服而是提供思考,解释必须采用清晰、准确、简洁的语言才能使成员领悟。

（2）联结。领导者将成员间所表达的观念、行为或情绪相似之处予以衔接、产生关联，或把成员尚未觉察到的一些相关联的片段资料予以串联，以帮助成员了解彼此的异同之处，增加彼此的认同感，提供重新检视个人资料的机会，并使之领悟，且引导其走向改变行为的积极方向。或者更进一步找出团体中产生的主题，予以联结，以促进团体讨论共同关心的问题，提升团体效能与凝聚力。

（3）催化。协助学校团体成员增加有意义的互动的技术，也是贯穿团体辅导整个过程的技术。团体领导者在团体中以开放性或引导性的方法，协助成员清楚地朝有助于团体目标的方向去探讨。

（4）引发。引发技术是指学校团体领导者在团体中引发行为，促使团体参与或介绍团体新的方向，以防止团体不必要的探索，同时增进团体过程的发展。

（5）阻止。学校团体领导者为防止团体或部分成员的不适当行为或有害行为所采取的措施。阻止的焦点既非针对个人，也不应针对某一个人身上的特别行为，还应避免贴标签。例如，攻击未出席的成员、讨论某成员的闲话、穷追不舍地逼问等。当出现这类情况时，领导者需要用坚定但温和的语气加以制止。

（6）保护。为了确保学校团体成员在团体中免于心理冒险，或者不必要的身心伤害而采取的必要性、安全性反应。因为在多人参加的团体中，难免会出现冲突或其他负向行为，领导者要及时觉察，并安全疏导。在使用这个技巧时，团体领导者应该注意把握好保护的度，不能不保护，也不能过度保护。不保护容易造成团体成员受到不良团体经验的伤害，而过度保护又容易使得团体成员自由实践和学习的机会受到限制。

（7）支持。学校团体领导者给予成员鼓励，增强其信心，也有助于提高团体凝聚力。团体成员在开始面对自己的心理困扰时，往往会抗拒或不愿意坦率地表达。团体领导者要多鼓励，多支持，肯定成员的优点，表扬其已有的进步，让他们感到安全、有信心。

（8）反馈。反馈，是指领导者以重复方式传递对团体成员说话内容和情绪体验的了解，这是基于对成员行为过程的了解，表达对成员具体及必要的反应，以利于成员利用这些信息改变自己的行为。反馈的时机要适宜，尽量用非判断性的语言，反馈是成员之间自发地给予，也可由领导者邀请成员给予。

在带领一个团体时，领导者针对个别成员、几个成员或整个团体成员来使用反馈技术。反馈的主要目的有两个：一是协助谈话成员对自己所表达的想法和观点有更深入的觉察；二是让谈话成员感觉到领导者愿意了解的态度和能够了解其感受的能力。

反馈可分为内容反馈和情感反馈。内容反馈是指领导者对成员谈论的主要内容、思想加以整理，再反馈给当事人，从而深化谈话的内容。而情感反馈则是指领导者对谈话者的语言和非语言行为中所包含的情绪情感内容整理后反馈给当事人，以协助其觉察和接纳自己此时此刻的感受。反馈技术有助于良好咨询关系的建立和发展。

（9）自我表露。自我表露也称开放自我，指学校团体领导者在适当的时机有意义、建设性地分享个人类似的经验、感受和看法。领导者自我表露的内容必须与团体的主题有关，与此时此地成员关注的问题有关。自我表露有助于领导者与成员建立良好的关系，促进团体气氛，同时增强成员示范性学习的效果，刺激成员的思考。

（10）公平。领导者以客观公正的立场，邀请学校团体中的成员表达不同的看法，以确保所有的意见都有一个被倾听的公平机会。

（11）聚焦。聚焦包括建立、维持或转移焦点的技术。学校团体领导者要有能力判断此时团体的焦点何在，以及了解此时此地最适当的焦点，才能适当地运用聚焦的技术。团体的焦点有时是个人，有时是一个主题或者活动。通常，领导者可以运用活动或练习来建立团体的焦点，灵活使用绕圈或配对的方法也可使成员们有效聚焦。如团体中有太多过于活跃的成员，领导者就要有技术地引导其他成员参与，阻止其占用团体太多时间，巧妙地将焦点转移到其他成员身上或是转移到主题上。

（12）调停。调停是当学校团体进行的方向与步调偏离了团体主题时所采取的干涉行为。例如，团体发展速度太快，成员不习惯或难以忍受团体气氛，或在团体讨论跑题的时候。领导者需采取调停行动的情况有：成员反应含有敌意，大部分成员的意见不正确，团体成员被迫接受团体的决定，团体制造过分的紧张或顺从的压力等。使用调停的目的是把团体辅导的焦点集中到与团体有关的内容上。

（13）示范。示范指通过电影、录像及治疗者、同龄人的适应行为，为团体成员提供仿效的榜样，以矫正成员的不适应行为。在团体辅导中，团体领导者无论愿意与否，他的言行都会对团体成员起到示范作用。

2. 团体讨论技术

学校团体讨论技术是一种促进思想碰撞、激发创新灵感的重要方式，其中涵盖了多种独特而富有创意的讨论方法，这些方法不仅有助于汇聚集体的智慧，还能够提高团队协作效能，促使成员深入思考问题，从而更好地解决复杂的挑战。

（1）脑力激荡法作为一种团体讨论技术，强调通过自由而开放的思维交流，激发各种观点和创意的涌现。在这种方法下，团队成员被鼓励提出各种看法和想法，以实现思维的多样性，从而推动问题的深入探讨。通过脑力激荡，团队能够迅速集结成员的集体智慧，促使创新思维的融合。

（2）耳语聚会作为另一种学校团体讨论技术，侧重于小范围的、私密的交流氛围。在这样的环境中，团队成员可更加自由地分享观点，互相启发，形成更深层次的讨论。耳语聚会通过提供相对私密的平台，有助于引发思考，激发灵感，并在相对轻松的氛围中促使参与者更加畅快地表达自己的见解。

（3）菲利浦六六讨论法是一种结构化的讨论方法，强调在有限的时间内推动成员的深入思考，这种方法将团队成员分为小组，每个小组有6分钟时间独立讨论问题，然后用6分钟时间与其他小组分享和交流。通过充分的集中时间，团队成员得以更加专注地思考问题，同时在小组间的分享中得到多元化的观点。

（4）揭示法作为一种探索深层次观点和隐含信息的团体讨论技术，注重通过深度提问来揭示参与者的内在思维和理解。这种方法强调提出有深度、启发性的问题，促使团队成员深入剖析问题本质，挖掘更为隐蔽的见解。揭示法通过深度的问题引导，帮助团队成员更全面地理解和思考讨论主题。

上述团体讨论技术的运用，不仅能够促使团队成员更全面地理解问题，还能够激发创新思维，提高解决问题的效率。每种方法都在不同层面上拓展了团体讨论的深度和广度，为团队成员提供了更为丰富的讨论体验。通过灵活应用这些技术，团队能够更好地应对各种挑战，实现协同合作，推动创新和发展。

3. 团体结束技术

团体结束时，可以由学校团体成员轮流发言，使每个成员都有机会发表意见，与大家分享自己的心得；可以组织结对交谈：两人一组有助于成员的充分交流，轻松表达，鼓舞士气；然后组织成员总结，由一个或多个成员总结，回顾团体过程，请其他成员补充；之后由领导者总结，若有遗漏，成员可以补充；最后组织成员分享作业，请成员将自己的感受、对其他成员的期望等写下来，然后分享；另外还可在结束阶段组织一些游戏活动，如可以采用化装舞会、围圈唱歌、拥抱、握手等。

参考文献

[1] 毕红艳，赵倩. 积极心理健康教育 [M]. 郑州：河南科学技术出版社，2017.

[2] 蔡先金. 人格本位：大学生健全人格之培育 [J]. 现代大学教育，2007（6）：82-88.

[3] 曹荣祥. 心理健康与心理健康教育 [J]. 中外健康文摘，2012（39）：323-324.

[4] 陈汉英. 学校心理健康教育 [M]. 杭州：浙江大学出版社，2019.

[5] 陈健. 基于培养学生核心素养落实立德树人教育的对策 [J]. 教育界（基础教育），2018（7）：23.

[6] 崔勇.《大学生职业生涯发展规划》教学实效性的现状及优化措施 [J]. 云南社会主义学院学报，2014（2）：270-271.

[7] 崔月华. 教师的职业道德与职业能力 [J]. 辽宁教育研究，2004（11）：91.

[8] 杜旭阳，张朝晶. 大学生心理危机干预研究 [J]. 黑龙江科学，2021，12（5）：144-145.

[9] 付朕，宁维卫. 构建大学生心理健康教育模式的理论探讨 [J]. 健康必读，2020，（26）：187.

[10] 郭鹏. 大学生的心理健康教育（第 2 版）[M]. 徐州：中国矿业大学出版社，2015.

[11] 韩振峰. 当前大学生心理健康问题及应对策略 [J]. 人民论坛，2020，（23）：121-123.

[12] 何慧. 大学生心理健康教育的问题及改进措施 [J]. 各界，2020（12）：124.

[13] 和彦芬. 大学生健全人格教育 [J]. 云南师范大学学报（哲学社会科学版），2003，35（3）：31-34.

[14] 黄爱萍. 积极心理学视角下高校心理健康教育模式探索 [J]. 科教导刊-电子版（下旬），2022（2）：45.

[15] 黄小钊，袁德栋. 就业导向下的大学生职业素养培育 [J]. 教育与职业，2018（18）：94.

[16] 基艳. 大学生"心理健康教育"课程改革浅析 [J]. 科教文汇，2020（22）：155-156.

[17] 江小卫. 大学生职业生涯发展规划教育之我见 [J]. 课程教育研究，2015（21）：218-219.

[18] 姜永杰，白蕾. 心理资本建设对大学生人际关系与主观幸福感的影响 [J]. 黑龙江高教研究，2015（9）：130-132.

[19] 李畅. 积极心理学取向的大学生心理健康教育课程体系探索 [J]. 福建茶叶，2019，41（6）：165-166.

[20] 李国毅. 大学生心理健康教育 [M]. 北京：国家行政学院出版社，2019.

[21] 李加护，刘春涛. 大学生心理健康教育模式创新研究 [J]. 教育教学论坛，2020（27）：95-96.

[22] 刘苍劲. 新时期大学生心理健康教育实效性研究 [M]. 北京：北京师范大学出版社，2017.

[23] 刘畅. 网络时代大学生心理健康教育的路径探索与创新 [J]. 食品研究与开发，2020，41（17）：231.

[24] 刘园园. 浅谈大学生职业生涯发展规划 [J]. 教育教学论坛，2015（7）：43-44.

[25] 罗灵娜. 学校心理健康教育实务——活动课程设计 [J]. 教学与管理，2013，（1）：41.

[26] 欧阳光磊. 大学生发展导航 [M]. 武汉：华中师范大学出版社，2010.

[27] 宋辉. 积极心理学视域下大学生心理健康教育 [M]. 北京：北京工业大学出版社，2021.

[28] 唐英利. 浅谈大学生职业生涯发展规划 [J]. 互动软件，2021（4）：701.

[29] 王心悦. 心理健康教育应对策略探析 [J]. 生活教育, 2021（27）: 2-3, 16.

[30] 王振宏, 王永, 王克静, 等. 积极情绪对大学生心理健康的促进作用 [J]. 中国心理卫生杂志, 2010, 24（9）: 716.

[31] 吴九君, 廖清林, 韩力光. 积极心理学背景下高校心理健康教育有效模式探究 [J]. 黑龙江高教研究, 2019, （3）: 113-117.

[32] 许文贤. 当代青年学生发展取向研究 [M]. 广州: 中山大学出版社, 2013.

[33] 杨乐克. 大学生生涯规划与自我管理 [M]. 北京: 北京理工大学出版社, 2020.

[34] 杨雨微. 创新能力与创业精神融入大学生职业生涯发展规划教学初探 [J]. 江苏科技信息, 2014（15）: 75-76.

[35] 尹璐, 吕永刚. 研究积极心理学视野下大学生心理健康教育的应用 [J]. 中国保健营养, 2020, 30（26）: 85.

[36] 袁娇. 心理健康教育在大学生职业规划中的作用探讨 [J]. 劳动保障世界, 2020（18）: 51.

[37] 臧伟伟. 整合家庭资源共促大学生心理危机工作 [J]. 环球市场信息导报, 2014（41）: 146-147.

[38] 张冬梅, 谷丹. 大学生心理健康教育 [M]. 北京: 北京邮电大学出版社, 2018.

[39] 张蓝月. 当代大学生挫折心理分析与对策研究 [J]. 大江周刊（论坛）, 2013（3）: 141.

[40] 张玲玲. 格式塔团体心理辅导对大学生学校适应的影响 [J]. 医学与社会, 2020, 33（7）: 102-105.

[41] 张苗苗. 职业决策视角下大学生职业素养培养路径 [J]. 黑龙江科学, 2021, 12（23）: 126-127.

[42] 张树凤, 张艳, 王惠. 基于积极心理学导向下的大学生心理健康教育分析 [J]. 现代职业教育 2020, （30）: 218-219.

[43] 赵菊, 李燕. 大学生心理健康教育 [M]. 武汉: 武汉大学出版社, 2017.

[44] 赵娟, 朱祖德, 赵婧婷, 等. 心理健康教育家校合作联动培养模式的构建 [J]. 吉林省教育学院学报（上旬）, 2014, 30（10）: 12.

[45] 郑华. 当代大学生人际关系优化研究 [D]. 信阳：信阳师范学院，2014：21.

[46] 周改玲. 大学生职业生涯发展规划的系统条件 [J]. 传承，2014（6）：141-142.

[47] 周建强. 大学生职业生涯发展规划探析 [J]. 时代教育（教育教学版），2011（2）：41，43.